CB019612

© 2022, Buzz Editora
© 2022, Verônica Motta

Publisher ANDERSON CAVALCANTE
Editora TAMIRES VON ATZINGEN
Assistente editorial LETÍCIA SARACINI
Consultora textual DALILA MAGARIAN
Preparação LÍGIA ALVES
Revisão SILVIA MASSIMINI FELIX
Projeto gráfico ESTÚDIO GRIFO
Assistente de design LETÍCIA ZANFOLIM, NATHALIA NAVARRO
Fotos miolo CAUÊ MORENO

*Nesta edição, respeitou-se o novo Acordo Ortográfico
da Língua Portuguesa.*

Dados Internacionais de Catalogação na Publicação (CIP)
de acordo com ISBD

M921b
    Motta, Verônica
    *Barriga negativa, atitude positiva: O método
    revolucionário que seu abdome e sua autoestima
    merecem* / Verônica Motta.
    São Paulo: Buzz Editora, 2022
    144 pp.

ISBN 978-65-5393-014-8

1.Autoajuda. 2. Emagrecimento. I. Título.

2022-3460
               CDD 158.1
               CDU 159.947

Elaborado por Odilio Hilario Moreira Junior, CRB-8/9949

Índices para catálogo sistemático:
1. Autoajuda 158.1
2. Autoajuda 159.947

Todos os direitos reservados à:
Buzz Editora Ltda.
Av. Paulista, 726, mezanino
CEP 01310-100, São Paulo / SP
[55 11] 4171 2317 | 4171 2318
contato@buzzeditora.com.br
www.buzzeditora.com.br

verônica motta

barriga NEGATIVA, atitude POSITIVA

O MÉTODO REVOLUCIONÁRIO QUE SEU ABDOME E SUA AUTOESTIMA MERECEM

Prefácio

Assim como você e eu, a Veve Fit enfrentou – e enfrenta – inúmeros obstáculos que apenas uma mulher é capaz de superar. Vivemos em um mundo no qual a imagem é soberana, e os padrões e as expectativas em relação ao nosso corpo e ao nosso comportamento muitas vezes chegam a ser irreais! Se não nos mantivermos atentas, conscientes de quem somos e do nosso valor, podemos sucumbir à frustração, ao desânimo e, pior ainda, ficar reféns da comparação.

Este livro que você tem em mãos, escrito pela maravilhosa Verônica Motta, a Veve Fit, será seu companheiro de jornada rumo ao que você quer conquistar. Veve vai ajudar você a ficar com a barriga sequinha, a se livrar da diástase sem precisar recorrer a uma cirurgia, a melhorar o seu condicionamento físico e encontrar motivação para você trabalhar com constância e consistência, um dia de cada vez, e alcançar resultados efetivos.

A Veve Fit é mais que uma educadora física: ela é como uma amiga, que ensina cada mulher a ter constância e consistência para correr atrás do que quer, a se valorizar e a se amar, usando as ferramentas que cada uma de nós tem à sua disposição. A Veve é aquela amiga que ajuda a gente a encontrar dentro de nós a força e a capacidade que você que está me lendo neste exato momento tem aí dentro de si.

Antes de ser a Veve Fit, a Verônica é mulher, mãe, esposa, empresária e profissional, e sabe como é difícil – e às vezes meio enlouquecedor – a gente se ver diante de uma lista infinita de tarefas e responsabilidades, tentando encontrar um equilíbrio entre trabalho e família, e tendo que deixar de lado nossos interesses, nossos sonhos. Foi depois de ter vivido experiências pessoais que o trabalho da Verônica como educadora foi ressignificado: ao buscar um modo de recuperar seu corpo depois da segunda gravidez sem ter que recorrer a uma cirurgia plástica, Veve desenvolveu um protocolo de exercícios que impacta a vida de milhares de mulheres, ajudando-as a ser mais autoconfiantes, mais saudáveis e, principalmente, a se amar mais. A se olhar no espelho e ter a certeza de que são e estão prestes a ser cada vez melhores, cada vez mais bonitas e, acima de tudo, a melhor versão de si mesmas.

Chega de nos compararmos, chega de sucumbirmos a expectativas irreais a respeito do nosso corpo, de quem somos e de quem deveríamos ser. Seja, hoje mesmo, você, essa pessoa única, insubstituível e linda que nunca mais vai deixar de curtir o verão de biquíni.

Com carinho,

KARINA PELOI
Nutricionista, treinadora comportamental
e autora best-seller

Dedico este livro a meu maior mentor, Jesus, Aquele que me capacita todos os dias a continuar minha missão.

A todos os meus alunos e alunas.

À minha família, pelo apoio incondicional.

09		Como você está se sentindo hoje?
23	1	Seja livre
35	2	Como dar conta de tudo sem ser uma heroína
47	3	Pequenos hábitos, grandes transformações
57	4	Trabalho × tempo
69	5	Os benefícios de praticar a gratidão
77	6	Você não é um polvo
87	7	Como ser feliz sendo quem você é
97	8	O poder dos cinco minutos
103	9	Você tem diástase? Bem-vinda ao clube!
115	10	Exercícios para começar
141	11	Haja o que houver, continue!

Como você está se sentindo hoje?

Eu estava perto de completar 25 anos quando engravidei pela primeira vez. A gestação do Vitor foi bastante tranquila. Quando ele nasceu, em 2008, eu tinha ganhado somente 9 quilos e continuava dentro da faixa de peso considerada normal. O tamanho da minha barriga não aumentou tanto. Antes dos cinco ou seis meses de gestação, quase ninguém percebia que eu estava grávida a não ser que eu mesma contasse. Estrias, hérnia no umbigo e inchaços também não fizeram parte da minha primeira gravidez.

Eu me sentia tão bem fisicamente depois do parto que voltei a dar aulas como personal trainer em menos de seis meses. Lembro-me de programar horários alternados para amamentar o meu filho e para não forçar demais a musculatura do abdome. Segui todos os protocolos clínicos recomendados pelo obstetra. Quando me olhava no espelho, eu me sentia satisfeita. Não notava qualquer diferença na minha silhueta e tinha recuperado a forma natural do corpo.

Quando o meu marido e eu decidimos ter um segundo filho, eu tinha certeza absoluta de que tudo transcorreria da mesma forma. Afinal, eu era um exemplo de grávida fitness! O Vitor estava com dois anos e meio quando engravidei da Valentina. Sabe o que aconteceu? A segunda gestação foi completamente diferente.

Do ponto de vista da saúde, fui uma gestante-modelo. Os exames estavam ótimos, eu me sentia bem-disposta, não tive qualquer intercorrência e minha filha nasceu saudável. O impacto provocado no meu corpo, no entanto, foi incrivelmente diferente do da gestação anterior.

Resolvi, então, pedir ajuda para o meu irmão. Assim como eu, o Léo também é formado em educação física. Ele era a pessoa certa para me ajudar. Na época, em 2014, ele atuava como personal trainer já fazia vinte anos. Além disso, o Léo praticava fisiculturismo e tinha muita experiência no trabalho voltado para a estética corporal.

Fui conversar com ele: "Léo, não estou conseguindo voltar ao meu corpo de antes. Me ajuda!". Meu irmão logo entendeu meu dilema: "Como personal trainer, você tem que ser um cartão de visita para as suas alunas; não pode se descuidar. Elas confiam em você, então precisa ser um bom exemplo", ele disse. Meu irmão tinha acertado no meu ponto fraco: eu estava mesmo oferecendo um mau exemplo, pois pregava uma coisa e aparentava outra.

Lembro perfeitamente que naquele período eu nem vestia mais tops de ginástica que deixassem a barriga de fora durante as aulas. Blusa justa? Nem pensar! Nada que mostrasse a barriga. Eu só comprava camisetas largas para ir à academia e no meu guarda-roupa do dia a dia só se encontravam batas – e daquelas bem soltas no corpo! De vez em quando, até pegava uma camiseta do meu marido. Envergonhada por causa do abdome, eu literalmente me escondia. Eu também evitava ir à praia e usar biquíni.

O Léo, todo sério, disse assim: "Vamos ser radicais e fazer a sua inscrição no Campeonato Estreantes Fitness de Fisiculturismo". Pensei que ele não estivesse falando sério, que tivesse ficado maluco, mas ele continuou: "Você entra na categoria Wellness, que exige mais volume nas pernas e nos glúteos, e até lá nós vamos fazendo uma boa preparação". Ainda meio desconfiada se daria conta do desafio, aceitei a proposta.

É verdade que a minha barriga não cresceu demais e que engordei os mesmos 9 quilos, como na primeira gestação, mas alguma coisa estranha aconteceu. Primeiro surgiu uma hérnia umbilical. O meu umbigo ficou saliente, saltado para fora, como se quisesse escapar do corpo. Eu ainda treinava regularmente, por força da profissão, mas sempre pegava leve e obedecia aos limites recomendados pelo médico para não comprometer a gravidez. Depois do nascimento da Valentina, em 2011, eu também não demorei a voltar ao peso anterior. Na realidade, fiquei até mais magra do que antes – afinal, eu tinha dois filhos pequenos e gastava muita energia amamentando e cuidando deles. Mesmo assim, a minha barriga não voltou a ficar chapada. Eu realmente me assustava quando me olhava no espelho e me via uma gestante, com o abdome pontudo, mesmo vários meses depois de ter dado à luz.

Amamentei a Valentina por um ano mais ou menos, como fiz com o Vitor, por isso decidi não me preocupar em fazer grandes treinamentos nesse período; eu não queria que nada atrapalhasse esse momento tão importante para a saúde da criança. Até porque, quando eu treinava com um pouco mais de intensidade, sentia que a produção do meu leite caía.

Depois dessa fase, no entanto, posso dizer que tentei todos os métodos naturais para perder a barriga. Fiz vários tipos de dieta, retomei os exercícios pesados de musculação, o spinning e o jump, e usei todo o meu conhecimento como personal trainer para buscar variações de atividades. Ainda assim, nada funcionou. Eu fazia centenas de abdominais, exercícios de prancha, aeróbicos, tudo isso em dois períodos do dia, para turbinar os resultados. Perdi peso, o índice de gordura despencou, mas a barriga continuava lá, junto com a minha decepção. Ela parecia um maracujá enrugado, e eu chorava na frente do espelho. Para completar, apareceram muitas estrias, provocadas pela distensão da pele.

Comecei a me preocupar cada vez mais. Não só por causa da aparência, mas também pela questão profissional. Eu era professora de educação física havia treze anos, tinha várias alunas que confiavam no meu trabalho como personal trainer e o meu corpo não parecia ser um bom exemplo para elas, mesmo depois de um ano e meio do meu segundo parto. O formato da barriga não estava condizente com o meu papel.

Comecei a entender o dilema das minhas alunas. Até então, elas me diziam: "Veve, não estou conseguindo perder a barriga, mesmo comendo pouco"; "Veve, eu faço exercício todo dia, mas a barriga não sai". Na época, eu respondia que elas deveriam seguir à risca as recomendações de cardápio do nutricionista e caprichar nos treinamentos. No fundo, sendo sincera, eu as julgava! No meu íntimo, eu pensava que as minhas alunas estavam exagerando na comida e na bebida ou que "chutavam o pau da barraca" nos fins de semana. Descobri na minha própria pele o que elas estavam enfrentando. Afinal de contas, eu fazia tudo com disciplina e nada funcionava!

Hoje posso dizer que naquela época eu entendi o sentimento de frustração decorrente de tentar de tudo e não sair do lugar. Dietas rígidas, treinamento disciplinado, uso de cintas e nada de a barriga voltar ao lugar nem endurecer. Eu me olhava no espelho, apertava o abdome e, sendo bem honesta, não via nele uma quantidade de gordura que justificasse o volume. Essa constatação me deixava perplexa: eu não sabia a origem do meu problema.

Durante quatro meses, até a data prevista, investi em uma verdadeira preparação de atleta. Me entreguei completamente àquele objetivo. A alimentação era ainda mais regrada do que em uma dieta comum. Eu pesava absolutamente todos os alimentos e comia nos horários preestabelecidos. Os treinos tinham horários delimitados e tudo era cronometrado. Com as crianças ainda muito pequenas, foi um desafio e tanto, mas eu não me dava por vencida.

Todos os dias, enquanto fazia a minha preparação para o campeonato de fisiculturismo, eu levantava às cinco horas para o treino da manhã. Assim, quando os meus filhos acordavam, ainda dava tempo de preparar o café, organizar a casa e levar as crianças para a escola. Nunca terceirizei nenhuma tarefa – eu era a mãe, a dona de casa, a personal trainer e a esposa, além de atleta. Posso dizer que foi nessa fase pré-campeonato que aprendi a administrar o meu foco e a ser bem-sucedida! Sobre isso, vou falar com você no capítulo 4.

Depois de trinta dias eu já enxergava algum resultado, e aquilo me animou a prosseguir. O meu índice de gordura estava muito baixo e os músculos ficaram bem aparentes. Eu tirava fotos para mandar ao meu irmão, para que ele acompanhasse o treinamento. Foi então que, observando melhor uma delas, finalmente percebi a existência de um afastamento vertical, um "buraco" mesmo no meio da barriga, localizado bem na linha média dela, além da hérnia umbilical bastante aparente. Fiquei preocupada, porque aquele vão era esquisito.

Além da aparência estranha, eu sentia muito desconforto na coluna e dores nas costas. A lombar doía quando eu estava sentada e quando me abaixava para dar banho nas crianças.

Pensei que fosse culpa dos treinamentos, mas o Léo disse logo de cara: "Verônica, isso daí é diástase".

Foi a primeira vez que eu ouvi essa palavra na vida. O meu irmão sugeriu que eu marcasse uma consulta com um médico especialista na área de esportes para descobrir se havia algo mais sério com a minha musculatura. Léo me explicou que era um problema comum em mulheres depois da gravidez, quando o músculo reto abdominal pode se distender. E falou também que o médico poderia realizar exames específicos para determinar a extensão do problema, além de propor soluções.

O especialista fez um exame de ultrassom na minha parede abdominal e logo bateu o martelo: sim, era diástase. Ele mediu a distância e a profundidade do afastamento e, ao terminar, afirmou: "Você tem uma diástase grande, de 3,8 centímetros, e para recuperar esse abdome vai ser preciso fazer uma cirurgia para recolocar o músculo no lugar".

Eu congelei! Já tinha conseguido passar nas três etapas anteriores do campeonato e iria competir na grande final paranaense dali a algumas semanas. A recuperação de uma cirurgia desse tipo poderia levar meses! Voltei para casa abalada, conversei com o meu marido e o meu irmão, mas não dei a batalha como perdida. Eu estava disposta a encontrar alguma solução menos invasiva.

Entrei na internet e comecei a pesquisar tudo sobre diástase. Em determinado momento, descobri um link relacionado ao ator Arnold Schwarzenegger e uma técnica chamada *Stomach Vacuum*. Atualmente, esse método é conhecido pelo nome de hipopressivo ou Barriga Negativa.

Naquela época quase não havia material de pesquisa em português. Então, quando todo mundo em casa já estava dormindo, eu ficava acordada para traduzir textos publicados em espanhol e inglês, na tentativa de adaptar sozinha as posturas que eu via nas imagens do Arnold. Mesmo sem a orientação de um especialista, eu tentava dar um jeito usando o meu conhecimento profissional. O campeonato estava se aproximando e eu não queria aparecer entre os concorrentes com aquela pochete embaixo do umbigo!

Mesmo com um percentual de gordura mínimo, a verdade é que meu abdome ainda ficava destacado na minha silhueta musculosa. Era necessário fazer muita força no palco para tentar pôr a barriga para dentro diante dos jurados – eu quase não conseguia. Afinal, existe um limite para manter o abdome contraído, mesmo usando os truques dos fisiculturistas. Eu evitava, por exemplo, ficar muito tempo na posição lateral para que os árbitros não vissem a área infraumbilical. Estava longe de me sentir à vontade no palco.

Naquele campeonato, eu conquistei a terceira colocação, e, por mais improvável que fosse, continuei treinando o vácuo sozinha. Eu fazia os exercícios na academia em que dava aulas havia onze anos. Não seguia nenhum método científico. Para dizer a verdade, a minha prática era aleatória, do meu jeito, torcendo para não estar cometendo algum grande equívoco. Eu olhava para a foto do Arnold Schwarzenegger durante o vácuo e copiava as posturas, respirando da forma que considerava ideal. Era um absurdo usar a técnica sem o acompanhamento de um especialista, mas eu me empenhava para acertar, até porque não existia conteúdo disso em português, quanto mais destinado a profissionais.

Sabe o que aconteceu? Eu tive um resultado maravilhoso! Depois de quatro meses, eu não tinha mais diástase! Retornei ao médico, que fez um novo ultrassom, e o afastamento havia baixado para 1,2 centímetro. O afastamento só é considerado diástase patológica acima de 2 centímetros, portanto a minha musculatura estava perfeitamente dentro do padrão. Fiquei extremamente feliz. Sem falar que eu não sentia mais dores na coluna.

Um belo dia, a minha coordenadora na academia me viu praticando os exercícios e achou interessante. Os outros professores também começaram a prestar atenção. Eles diziam: "Deixa a Veve lá fazendo aquelas posturas esquisitas". Ainda assim, a galera me respeitava, porque os resultados estavam aparecendo e eram admiráveis. O meu abdome não estava mais saliente. Eles me questionavam sobre o objetivo do vácuo, e então eu contava sobre o problema da diástase e a recomendação do médico para uma cirurgia, que deixou de ser necessária depois de eu ter iniciado o treinamento do hipopressivo.

Quando a minha coordenadora recebeu a missão de indicar dois professores da unidade para fazer um treinamento de hipopressivo em São Paulo, ela me escolheu logo de cara. "Você é a única profissional que leva jeito para fazer esse treinamento. Quer ir?", perguntou. Claro que aceitei prontamente!

O ano era 2015, e eu tinha entrado de cabeça no estudo do *Stomach Vacuum* e da diástase. Viajei até Campinas, no interior de São Paulo, para fazer os dois níveis do curso "Escola de Formação em Hipopressivo", com o espanhol Piti Pinsach, cofundador da metodologia conhecida como *Low Pressure Fitness* (LPF). Também intensifiquei as pesquisas sobre alimentação saudável e nutrição, para agregar cada vez mais conhecimento à minha formação. Esse professor logo observou que eu levava jeito para realizar a técnica e se impressionou com os meus resultados. Em meio a tantos profissionais presentes naquele treinamento, ele me selecionou para participar de um curso na Espanha, chamado "Trainer for Trainers" [Treinamento para Treinadores].

Precisei de tempo para me organizar e poder viajar, por causa dos meus filhos pequenos. Fui para a cidade de Vigo, onde fica uma das mais importantes escolas de hipopressivo, somente no início de junho de 2017. Consegui contar com o apoio do meu marido e da minha mãe para cuidar da casa e das crianças. Valeu a pena: participei de todo o processo de formação em LPF e conquistei a minha certificação como master coach. Que experiência maravilhosa! Aprendi ainda mais do que já havia descoberto bancando a autodidata e realmente me especializei.

Passei a comentar bastante sobre os efeitos benéficos da prática do vácuo no meu perfil do Instagram, que criei em 2013, quando ainda estava lutando contra a minha barriga e não conhecia a técnica do vácuo. Lembro que ainda não existia a possibilidade de fazer lives no YouTube, Facebook ou Instagram. Então, quando voltei da Europa, eu usava uma plataforma chamada Periscope para divulgar os meus vídeos.

Cada vez que anunciava uma nova palestra, recebia cerca de mil e oitocentas pessoas on-line! Por causa dessa audiência, uma emissora de televisão, a Record, se interessou pelo assunto e produziu uma reportagem sobre a técnica, usando trechos das minhas imagens praticando os exercícios. Muitas vezes essas postagens alcançaram mais de quatrocentas mil visualizações num piscar de olhos. Foi assim que eu comecei a chamar o método de Barriga Negativa, pois as pessoas achavam "hipopressivo" complicado de falar.

Depois que voltei da Espanha, passei a ministrar workshops para professores de educação física em todo o Brasil. Também falava para as mulheres que, assim como eu, queriam descobrir um método realmente eficiente para corrigir a diástase e eliminar a barriga. Elas sempre foram e ainda são a minha fonte de inspiração, porque eu sei exatamente o que passam e sofrem. Ainda no mesmo ano, quando terminei a minha formação no exterior, comecei a formar outros profissionais da área. Hoje já são mais de três mil professores formados pela minha escola.

Eu me sinto muito realizada por ser reconhecida como especialista e autoridade no método hipopressivo e no tratamento da diástase. Também tenho orgulho por ter treinado atletas famosas da área do fisiculturismo, além de ter sido convidada a palestrar no congresso de ninguém menos que o próprio Arnold Schwarzenegger, em São Paulo, no ano de 2018! Em março de 2019, tive o grande prazer de ser homenageada pela Câmara Municipal de Curitiba e recebi o prêmio de Honra ao Mérito Esportivo. Quando olhei na plateia, estavam lá os meus pais, o meu marido, os meus filhos, profissionais importantes da área e muitas alunas. Foi pura emoção! Ali eu pude sentir a extensão do meu trabalho e a recompensa pelo meu esforço.

Sabe o que mais? Eu me tornei uma empreendedora e criei o meu próprio negócio, uma escola de formação para profissionais da área da saúde, chamada Hipopressivo Brasil, em agosto de 2019. Decidi que era a hora certa de interromper a maratona de viagens que me afastava da minha família e me concentrar no digital. Eu sabia que isso seria bom para os meus filhos, o meu marido e também para mulheres que não tinham como frequentar os cursos e palestras presenciais.

Em março de 2020, quando entraram em vigor as medidas restritivas em razão da pandemia de covid-19, eu já estava totalmente estruturada no ambiente on-line e não precisei interromper as aulas. Também me tornei membro do Conselho Internacional de Hipopressivo, única representante da entidade no Brasil. Como master coach, faço palestras presenciais e dou aulas on-line de hipopressivo para educadores e para mais de quarenta mil alunas inscritas. E o número, que alegria, não para de crescer! É uma satisfação fazer esse trabalho, que permite aprimorar colegas de profissão e tornar a vida de milhares de mulheres mais feliz e saudável.

Os meus programas de treinamento estão na minha plataforma, a VeveFit. Por meio dela, eu transmito o passo a passo do método em detalhes. Também abri uma segunda escola, a Diástase Academy, especializada, claro, na reabilitação da diástase. O meu objetivo é que os profissionais da educação física se tornem perfeitamente aptos a identificar cada tipo de problema e conheçam todos os princípios do hipopressivo para atuar com segurança. A minha meta é que eles possam, efetivamente, aplicar a técnica de modo personalizado e ajudar os seus alunos, em todos os cantos do Brasil e do mundo.

Nunca imaginei que um problema pessoal pudesse ser o ponto de partida para me aprimorar como professora da área da saúde e transformar a vida de tanta gente. Sinto-me orgulhosa por ter alcançado esse sucesso. Tenho quase um milhão de seguidores nas redes sociais, e isso é muita coisa! Estou certa de ter alcançado esse engajamento por ter sido, desde o princípio, transparente nas minhas postagens e pelo fato de a minha dor ser a mesma de muita gente. Sempre publiquei os meus desafios verdadeiros, as fotos de antes e depois sem o uso de filtro ou de Photoshop. A transformação física pela qual passei em apenas quatro meses foi inteiramente registrada no Instagram.

Várias seguidoras ficaram entusiasmadas com o meu progresso, porque elas puderam acompanhar, dia após dia, uma evolução verdadeira, não truques de imagem. As postagens da Veve são reais, sem disfarces. Hoje, o que também me faz feliz é receber as mensagens e as fotos das minhas seguidoras mostrando as suas próprias transformações. Isso prova que todo esforço e trabalho merecem recompensa.

Por tudo isso, neste livro quero falar para você sobre o que eu aprendi não somente a respeito do método hipopressivo para conquistar uma barriga firme e harmoniosa e corrigir a diástase. Quero transmitir, também, o conhecimento que adquiri na minha jornada nesse processo de cuidado e amor pelo meu corpo e pela minha profissão. De nada adianta pensar no seu abdome se você não estiver com a autoestima em dia, a vida organizada e a concentração afiada.

Ao longo do caminho, aprendi a me empenhar na formação de novos hábitos, no desenvolvimento do foco e na gestão do tempo. Descobri que algumas mudanças pequenas e sutis podem nos fazer alcançar o que buscamos para o nosso bem-estar físico e mental. Neste livro, eu vou explicar como você vai transformar a sua vida para melhor, com saúde, perseverança e amor no coração. Eu consegui, você também vai!

Se quiser conferir as minhas fotos de antes e depois, além de todo o processo que eu narrei nesta introdução, basta visitar o meu perfil no Instagram: @vevefit. Assim você vai ver a minha transformação e se inspirar para fazer a sua!

Vamos começar?

)1(

SEJA LIVRE!

Quantas vezes você sentiu vontade de vestir um biquíni para ir à praia e desistiu por causa do formato ou do tamanho da sua barriga? Isso aconteceu comigo não uma nem duas, mas diversas vezes durante o período em que eu ainda não tinha descoberto o método hipopressivo.

Por essa razão, eu costumo dizer que cuidar do próprio corpo não é somente uma questão estética, e sim de ser livre para viver a vida do jeito que você quiser. Ter a liberdade de escolher a roupa que deseja vestir e não se ver obrigada a comprar a peça que cabe, aquela calça que o zíper fecha. Poder entrar em uma loja e levar para casa a roupa que a agrada e não uma que destoe da sua personalidade. Liberdade, enfim, para ser quem você verdadeiramente é!

Desde que comecei a trabalhar na área da preparação física, compreendi a importância de me sentir em paz com o meu próprio biotipo. Eu jamais vou ser magra e longilínea como uma modelo de passarela, por exemplo, porque não nasci com as características necessárias para essa profissão. Isso não faz de mim uma mulher melhor nem pior do que as outras, e sim eu mesma.

Você pode e deve cuidar da sua saúde e da sua forma física, mas nunca deve cair na armadilha de acreditar que vai se tornar outra pessoa, porque isso é impossível. Aliás, não existe razão para menosprezar quem você é nem criar algum tipo de complexo em relação à própria aparência. A verdadeira beleza está em vestir a própria pele, mostrando ao mundo a nossa melhor versão. Eu acredito nisso e espero que você, depois de ler este livro, concorde comigo e deixe de se preocupar com padrões inalcançáveis.

Durante a concepção, cada pessoa recebe uma herança genética, e isso é imutável. Portanto, de nada adianta sonhar em ter o corpo de uma atriz famosa. Quando você aceita essa realidade, para de sofrer e se concentra em amar a si mesma. Além disso, conquistar um corpo absolutamente perfeito como uma pintura seria como ganhar na loteria – e nós sabemos como isso é difícil. Não existe fórmula mágica capaz de transformar todas as mulheres em um único padrão estético. E isso é muito bom, porque é o que nos torna únicas e especiais.

Um bom primeiro passo para se valorizar é parar de dar ouvidos a outras pessoas e começar a prestar atenção aos seus próprios conceitos. O que alguém diz, espera ou decide no seu lugar deveria ir para o fim da fila ou ser totalmente ignorado. Essas interferências externas podem desmotivar as suas iniciativas, porque colocam você em uma espécie de obrigação de cumprir expectativas. Muita gente vai dizer que você precisa ganhar peso, outras pessoas dirão exatamente o contrário. Sabe por que é assim? Porque cada um tem o seu próprio padrão de beleza, e isso tem a ver com vivência e histórico pessoal. A opinião que mais importa, portanto, deve ser a sua.

A visão que tem de si mesma precisa ser realista, mas sempre pessoal e intransferível. Hoje as redes sociais nos apresentam imagens irreais de jovens influenciadoras e mulheres famosas. A maioria das fotos é manipulada com filtros e programas de computador para ocultar detalhes e "imperfeições", sem falar que a maior parte das mulheres em evidência na mídia é bastante jovem, senão adolescente. Por trabalharem e dependerem diretamente da imagem, elas também dedicam tempo e dinheiro exclusivamente aos cuidados corporais e estéticos. Como se diz por aí, elas vivem por e pela beleza. Mas essa não é a realidade de 99% das mulheres, concorda?

A maioria de nós trabalha fora, precisa cuidar da casa, dos filhos, das finanças e assim por diante. Por que você deveria se basear na aparência de mulheres famosas se a sua vida passa longe de ser uma obra de ficção? Isso não faz o menor sentido, concorda? Acredite: a vida digital nada tem a ver com o mundo real, concreto, no qual você pode usufruir a vida ao ar livre, sob o sol.

Para que um programa de exercícios funcione com foco, disciplina e metas alcançadas, você deve se libertar dessas interferências e desenvolver um plano que funcione para o seu estilo de vida. Sim, um plano individual e personalizado. Esqueça de vez as comparações e se permita criar a sua própria rotina, com objetivos possíveis, alcançáveis e, por que não, prazerosos.

Comece pensando no seu dia a dia. Quais são as suas obrigações? O que você deseja mudar e o que é obrigatório? Se você trabalha fora, por exemplo, com certeza cumpre alguns horários fixos. Se tem filhos, precisa dar atenção a eles. Se é casada, também quer dar atenção ao parceiro, e assim por diante. De nada adianta você se impor metas que vão deixá-la ainda mais ansiosa e frustrada caso não as cumpra.

Permita-se criar a sua própria rotina, com objetivos possíveis, alcançáveis e, por que não, prazerosos.

Ser livre significa, em outras palavras, analisar a própria vida de um modo realista e fazer ajustes conscientes, sem empurrar nada para debaixo do tapete.

Você também deve se libertar das suas próprias crenças limitantes, aquelas que atrapalham o seu desenvolvimento por fazerem você duvidar das suas capacidades. Neste momento, eu quero que você se livre de pensamentos como: "Fazer exercício é impossível para mim" ou "Eu nunca vou conseguir tempo". Isso não é verdade! Com o meu método da Barriga Negativa, você pode transformar o seu corpo, independentemente do seu peso atual, do tamanho do seu abdome, da sua idade ou altura. Mesmo que tenha uma rotina corrida, é possível reservar cinco minutos de segunda a sexta para praticar os exercícios que vão transformar o seu corpo. Sobre eles nós vamos falar no capítulo 8.

A partir de agora eu quero que você pense em como anda a sua força de vontade. Eu sei muito bem que é da natureza humana fazer o mínimo de esforço para sobreviver. Nós nunca queremos trabalhar mais que o necessário, e o nosso cérebro está programado para economizar energia automaticamente. Quando se trata de treino físico e dieta, o primeiro impulso é fugir. Mas aqui vai a boa notícia: depois que você começa, que vence a inércia e assume o controle da sua mente, você se torna cada vez mais livre dessas amarras e a sua vida deslancha!

Faça a seguinte afirmação todos os dias: "Eu sou livre, mando no meu corpo e na minha mente, e vou fazer tudo o que posso para ser feliz e saudável". Funciona!

Renasci depois do câncer
Priscilla Fortuna

Eu tenho 48 anos, sou fisioterapeuta, e, para contar a minha história, preciso voltar a novembro de 2013, quando, aos 39 anos, recebi um diagnóstico de câncer que me tirou o chão. Na época, eu estava casada fazia cinco anos e era mãe de uma menina de três. Detalhe: eu ainda amamentava. O medo de morrer se instalou de imediato e eu me vi totalmente perdida.

Passei por todo o processo de tratamento. A cirurgia, uma mastectomia total da mama esquerda, foi acompanhada de uma grande limitação de movimento do braço no mesmo lado, que não levantava mais do que a altura do ombro.

Além da quimioterapia, de enjoos e muitas dores pelo corpo, meu sofrimento também aumentava por conta da queda de cabelo. Diariamente eu encontrava tufos no travesseiro. Tentei amenizar o problema cortando os fios cada vez mais curtos, até que pedi ao meu marido que raspasse a minha cabeça. Ele também raspou os próprios cabelos e ficamos os dois carecas por longos meses, até que terminei a quimioterapia e o meu cabelo começou a crescer. Ao longo desse período, adquiri 18 quilos, chegando à obesidade grau 1.

Um efeito colateral que me acompanha até hoje é uma neuropatia, com fisgadas na lombar e dormência nas mãos e nos pés. Veio a radioterapia, que resultou em uma pele frágil, desidratada, e adiou o processo de reconstrução da mama por quatro anos. Assim, eu me vi sem forças por todo esse período. Não conseguia dar mais colo à minha filha, não me olhava mais no espelho. Como encarar o meu marido com tantas marcas e mudanças evidentes no meu corpo?

Uma depressão profunda assolou a minha vida. Eu só enxergava os "nãos" que a vida me apresentava. Passei a cumprir o papel de dona de casa de forma muito limitada, fazendo o que podia e às vezes o que não podia, mas precisava. Sem a menor vontade de me arrumar, a vaidade foi embora.

Chegou o momento da reconstrução da mama. Nem assim eu consegui me reerguer. Procurei ajuda psiquiátrica para ver se a medicação me faria sair daquela situação, mas os remédios só serviram para me deixar dopada. A tristeza me consumia a cada dia. Finalmente, em 2018, uma amiga querida me incentivou a fazer uma especialização em educação física e resolvi dar uma chance para a área profissional. Fiz o meu primeiro curso de hipopressivo e acreditei que seria o caminho para o meu retorno. Conheci a Verônica Motta, mais conhecida como Vevefit, uma pessoa maravilhosa. A minha baixa autoestima e a depressão me impediam, no entanto, de enxergar os benefícios que a técnica poderia proporcionar. Só vinha à mente a pergunta: "Como eu poderia trabalhar com uma técnica cuja principal chamada era a barriga negativa se a minha era superpositiva?". Pensei logo: "Essa técnica não é para mim". Assim, engavetei a ideia por dois anos.

Então veio a pandemia. Quando tudo fechou e ninguém podia sair de casa nem respirar sem máscara, tive medo de afundar ainda mais na depressão e desistir de mim. Mas o mundo continuava no digital e eu me deparei com a Veve fazendo treinos on-line de cinco minutos, dentro do programa Barriga Negativa. Primeiro comecei a acompanhar apenas assistindo. Até que criei coragem para treinar junto.

Eu programava o despertador para não perder o treino. Notei que tudo começava a ficar mais leve. Encontrei algo que poderia fazer e me tirar daquela situação. O corpo em movimento estava transformando a minha mente. Passei a observar o mundo ao redor, mesmo que ainda limitado por conta da pandemia. Quando dei por mim, a minha filha já estava com dez anos. Meu marido, sempre companheiro, só me incentivava e mostrava o quanto eu já havia vencido.

Foi aí que percebi a minha cegueira. Por causa disso, eu não deixava de treinar, pois sabia que o movimento recuperou a minha força de viver. Voltei a tomar gosto pelos estudos. Fiz o curso de hipopressivo novamente, com a Veve. Assim, comecei a perceber que os "nãos" foram ficando para trás. Aprendi a ouvir os "sins" que a vida estava me mostrando, com novos olhares e perspectivas.

Também busquei a terapia, quando comecei a entender que tudo era um processo, cada qual com as suas particularidades. Tudo leva tempo para evoluir. A minha transformação foi aflorando. Tive a diástase reabilitada, a incontinência urinária tratada, a postura mais ereta. Não sei o que significa dor lombar há muito tempo! A Veve me fez enxergar a minha mudança, agora externa, quando me perguntou se eu já havia percebido a diferença daquela Priscilla que ela conheceu em 2018 e a de hoje. Um brilho reacendeu no meu olhar, e fui buscar uma foto daquela época para comparar com a Priscilla atual. Assim enxerguei a mudança externa e ganhei ainda mais força para seguir com a minha evolução. Dei espaço ao amor-próprio e à autoestima.

Procurei, com ajuda médica, as formas de tratar as disfunções que meu organismo ainda teimava em apresentar para dificultar a minha evolução. Entendi que o meu processo era mais lento, mas sempre progredindo. Voltei a ter esperança, alegria de viver, a sonhar com o amanhã e a buscar meios de realizar novos sonhos. Busquei uma alimentação mais regrada e voltei para a dança. Resgatei aquela mãe, mulher forte, corajosa, com a vaidade na medida certa. Junto veio a profissional que se dedica a essa técnica, por saber, com conhecimento de causa, o quanto ela é transformadora.

Sou grata por ter conhecido o método hipopressivo e principalmente à Veve, por ter aberto os meus olhos. Ela contribuiu para iluminar o meu caminho e me trazer de volta à vida em vários aspectos.

) 2 (

COMO DAR CONTA DE TUDO SEM SER UMA HEROÍNA

Sempre que abro a caixinha de perguntas no meu Instagram, leio esta dúvida: "Veve, como você faz para dar conta de todos os seus compromissos?".

Essa é uma questão particularmente sensível, porque sei que toda mulher, não somente eu, tem uma lista interminável de tarefas. Quem nunca se sentiu culpada por deixar alguma coisa de fora? Eu mesma costumo postar diversos momentos da minha vida pessoal nos Stories do Instagram, para deixar claro que não sou um bom exemplo de Mulher-Maravilha. Compartilho o que gosto de fazer e o que é importante na minha rotina, como profissional, mãe e dona de casa.

Gosto de preparar a comida da minha família, por exemplo. Sinto prazer quando os meus filhos chegam do colégio na hora do almoço e dizem: "Mamãe, que cheirinho bom!". Ou quando eles se sentam para comer o lanche da tarde e tem um bolo fresquinho, feito por mim. Eu acredito que situações desse tipo criam memórias afetivas muito importantes para a vida deles e tornam o lar mais harmonioso. Também costumo acompanhar a rotina das crianças no colégio, levo-os aos treinos esportivos, vamos juntos à praia, viajamos em família... Enfim, gosto de ficar na companhia dos meus queridos e de ocupar boa parte do meu tempo com esses cuidados. Além desses momentos, também preciso gravar vídeos para as aulas da plataforma on-line, administrar as minhas empresas e dar atenção às alunas, que são muitas. Tudo isso é bastante coisa, sem dúvida!

Então, voltando à pergunta do início, qual é o segredo para dar conta de tudo se você, como eu, não é uma heroína de história em quadrinhos? Eu descobri que o segredo está em manter o foco naquilo que estou fazendo no presente. Se estou empenhada em preparar o almoço, por exemplo, procuro me concentrar nas panelas, sem misturar os encargos, a não ser que eu possa realizar tarefas compatíveis entre si. Quando eu me concentro em fazer uma tarefa por vez, consigo terminá-la muito mais depressa.

Vou dar outro exemplo: nos dias destinados a gravar os treinamentos para a plataforma, não marco outros compromissos. Eu aglutino tarefas que possam ser compatíveis, como verificar a qualidade dos produtos da minha marca, conferir a edição dos vídeos, e assim por diante. Não invento de fazer um bolo, ir ao shopping, limpar a casa ou arrumar os armários, porque isso seria inviável.

Não existe nada de errado em buscar ajuda externa quando necessário. Se você não gosta ou não tem tempo para cozinhar, não deveria se sentir incompetente ou inferior por pagar alguém para realizar essa tarefa ou por descongelar um prato para o jantar. É importante que a gente não tente dar um passo maior que a perna, porque essa pode ser uma das principais causas da ansiedade. Muitas mulheres acabam sofrendo com a síndrome de burnout, que é caracterizada por uma exaustão extrema, justamente porque pensam ser necessário dar conta de tudo. Isso é um mito!

Para não enlouquecer com as suas atribuições, você precisa criar regras viáveis e se concentrar nelas. Mais do que isso, você deve curtir o momento sem se preocupar com o que ainda está por vir. Se estiver preparando um relatório de trabalho, por exemplo, procure se dedicar exclusivamente a ele, em vez de tentar preparar o almoço ao mesmo tempo. Eu gosto de aglutinar atividades que não dependam da minha atenção exclusiva, como pôr a roupa na máquina, uma refeição no micro-ondas ou na panela elétrica. Aproveito que a tecnologia trabalha a meu favor para usar o tempo que sobra para responder a algumas mensagens ou verificar as postagens do dia. Também posso fazer as compras de supermercado pela internet ou pagar algumas contas se estou no salão arrumando o cabelo. O segredo está em ser realista em relação ao período necessário para cada atividade e em conseguir fazer associações inteligentes.

Quando dou aulas de manhã, por exemplo, costumo levantar trinta minutos mais cedo para deixar os lanches das crianças organizados e preparar o café. Depois de levar minha duplinha do barulho ao colégio, aproveito o intervalo antes da aula para passar o aspirador na sala ou pendurar as roupas que deixei na máquina de lavar. Muitas vezes, basta organizar melhor as suas tarefas para que tudo se encaixe facilmente. Eu tenho sorte por contar com o apoio do meu marido. Com o tempo, no entanto, descobri que manter uma agenda disciplinada opera verdadeiros milagres, mesmo quando você tem a ajuda profissional para cuidar da casa.

Neste ponto, quero reforçar a você que, para desempenhar bem qualquer tarefa, com mais energia e disposição, o exercício físico é fundamental. A prática de qualquer atividade que faça o seu corpo se movimentar melhora a sua disposição física e emocional. Se você tem boa saúde física, mas o seu emocional está em desequilíbrio, você vai considerar tudo mais complicado e difícil. Do mesmo modo, se o seu organismo estiver enfraquecido, mesmo que você se sinta motivada para trabalhar, não vai conseguir atingir um bom desempenho.

Eu acredito que é possível turbinar o estado emocional a partir do bem-estar físico. Faça uma experiência! Calce os seus tênis e faça uma corrida leve ou pedale por alguns minutos quando estiver estressada. Você vai notar que a sua energia fica diferente e a sua disposição muda. Isso acontece porque o seu organismo libera hormônios capazes de melhorar o astral. Quando se exercita, você faz o sangue circular, toma mais água, libera toxinas e até mesmo pensa duas vezes antes de comer algo pouco saudável. É fato que a saúde física exerce uma influência direta em nosso estado emocional. Você raciocina de modo mais claro e eficiente quando pratica esportes ao ar livre, por exemplo, porque o cérebro bem oxigenado funciona muito melhor.

Para dar conta do recado, você também precisa educar os seus pensamentos. É comum que a nossa voz interior tente boicotar as nossas iniciativas. Quantas vezes você já repetiu as seguintes frases? "Hoje eu não vou à academia porque está frio"; "Amanhã eu não vou correr porque tenho de trabalhar"; "Agora eu não vou fazer exercícios porque fiquei menstruada e o meu fluxo vai aumentar". A gente começa a contar um monte de historinhas para justificar a preguiça e a falta de motivação. O que fazer? A minha sugestão é a seguinte: estabeleça uma agenda com datas e horários para se movimentar e seja rigorosa para cumprir os combinados. Interrompa qualquer outra coisa que estiver fazendo na hora

> **Você deve ser realista e também firme na hora de efetivar mudanças na sua agenda, pois o seu tempo é precioso.**

que estabeleceu para fazer os seus exercícios. Essa será a sua prioridade!

Quanto mais você parar e ficar analisando as circunstâncias, menos tempo terá para agir. Vejo milhares de alunas gastando minutos preciosos para buscar desculpas, enquanto aquelas que simplesmente vão e fazem conseguem dar conta do recado sem olhar para trás. Todas as atividades que você precisa desempenhar ficarão extremamente mais fáceis depois de trabalhar o seu corpo, porque os hormônios relacionados ao exercício serão o combustível para te tornar mais ágil, rápida e eficiente.

Agora pense: o que você está fazendo hoje e pode melhorar? O que você pode eliminar da sua rotina ou reduzir porque não representa um benefício? "Poxa, Veve, eu fico muito tempo no WhatsApp e nas redes sociais." "Eu gasto muito tempo assistindo televisão." Se você passasse dez minutos a menos nessas atividades, será que não teria mais tempo para se exercitar? Quais são as atividades domésticas que você pode reorganizar ou delegar para outras pessoas? Uma das minhas alunas comentou que uma grande interferência na sua rotina era a vizinha. Ela gastava muito tempo jogando conversa fora e deixava de cumprir várias tarefas naquele período. Depois que compreendeu esse fato, minha aluna teve uma conversa franca e gentil com essa vizinha e encontrou tempo de sobra para outras atividades.

Você deve ser realista e também firme na hora de efetivar mudanças na sua agenda, pois o seu tempo é precioso. Não há como recuperar os dias, as semanas e os meses que foram embora. Digamos que você leve o seu filho para o colégio, que fica perto do supermercado e da academia. Faz mais sentido aproveitar para fazer a sua sessão de exercícios, as compras necessárias e só então voltar para casa do que sair novamente mais tarde, não é?

Outra das minhas alunas descobriu que gastava muito tempo maratonando seriados na internet durante a noite, às vezes até de madrugada. Ela criou coragem, reduziu esse entretenimento a um episódio por noite e passou a dormir mais cedo. Assim, conseguiu levantar uma hora antes do habitual e passou a investir esse tempo em si mesma. Viu como não precisa ser uma super-heroína? Basta gerenciar o tempo com clareza, disciplina e vontade de viver melhor.

Sobre trabalho e gestão de tempo, falaremos no capítulo 4.

Passei a me considerar bonita de novo

Patricia Correia

Meu filho estava com dois anos e a minha autoestima, no dedinho do pé, pois eu ainda parecia carregar uma barriga de seis meses de gestação. Apesar de ser fisioterapeuta, a minha postura também era ruim, o que me incomodava muito. Eu sentia escapes de xixi ao tossir, espirrar e pular – isso era constrangedor! Precisava usar absorvente íntimo com medo de molhar a roupa e, para complicar, o meu intestino andava preguiçoso. Dores nas costas, então, eram frequentes. Eu já não queria mais comprar roupas, pois nada caía bem na minha silhueta, por causa da barriga. Ou seja, eu era dona do pacote completo.

A minha vida conjugal andava estranha, pois eu sentia vergonha de trocar de roupa na frente do meu marido. Na hora de namorar, ficava acanhada e isso me deixava extremamente triste e desgostosa comigo mesma. Eu tinha sorte por ter um marido que nunca reclamava, mas ele já começava a pegar no meu pé por causa da má postura. Aquilo acabava comigo. Eu não sabia a causa do problema. Nunca tive barriga nem fiquei muito acima do peso. Sempre fui enérgica e praticava atividade física. De repente, eu me vi em uma situação cuja única solução parecia ser uma cirurgia plástica.

Durante o auge da pandemia, com tudo fechado, comecei a fazer exercícios abdominais e pranchas, mas não notava qualquer diferença. Comecei, então, a pesquisar na internet sobre diástase. Como fisioterapeuta, eu já havia estudado um pouco sobre o tema e pensei na possibilidade de ser a causa dos meus problemas. Foi assim que encontrei a Veve falando sobre o assunto e mostrando resultados nas redes sociais. Por ser especialista em fisioterapia dermatofuncional, eu já tinha visto inúmeras fotos manipuladas e cheguei a pensar que algumas das imagens de antes e depois das alunas da Veve fossem desse tipo. Então, deixei o assunto pra lá. Mas o algoritmo do Instagram começou a me mostrar mais postagens da Veve e de outras pessoas falando sobre diástase.

A Veve me chamou a atenção por não ser sensacionalista nem extremista. Acredito que isso tenha me feito ir a fundo. Resolvi fazer um exame de ultrassom de parede abdominal para saber a distância certinha da minha diástase. Para minha surpresa, a separação entre os músculos reto abdominais era de apenas 1,8 centímetro, o que não representava diástase patológica, e sim fisiológica. Ao assistir aos vídeos da Veve, compreendi que, mesmo sem ter uma grande dilatação, a minha musculatura profunda estava comprometida como se tivesse uma grande diástase. Então comprei o programa Adeus Diástase, na plataforma Queima Diária.

Meu sobrinho fez minhas fotos para o "antes" e eu assistia às aulas logo cedo, às cinco da manhã. Fiz tudo certinho, ainda sem botar muita fé. Em apenas um mês, o meu marido falou: "Amor, acho que esses exercícios estão funcionando, porque a sua postura está melhorando". Outras pessoas também começaram a notar a diferença. Após os três meses do programa, a diferença era tão gritante que ninguém da minha família acreditava. Nem eu mesma! Fiquei realizada, me sentindo a mulher mais linda da face da Terra! A barriga diminuiu, as dores nas costas zeraram, assim como os escapes de xixi. O intestino voltou a funcionar como um reloginho.

E a postura? Que bênção conseguir ficar ereta sem sentir "facas" entrando nas minhas costas, pois era exatamente essa a sensação.

Hoje posso dizer que o hipopressivo e o RAP (Respiração com Ativação Profunda) vão muito além da estética – são saúde e qualidade de vida. Agradeço a Deus por ter colocado a Veve na tela do meu celular e ter mudado a minha vida em todos os sentidos, tanto no pessoal como no profissional, pois fiz com ela a Especialização na Diástase e a Formação em Hipopressivo e hoje ajudo outras mulheres a ter mais saúde, autoestima e qualidade de vida!

)3(

PEQUENOS HÁBITOS, GRANDES TRANSFORMAÇÕES

Quando fazemos algo todos os dias, mesmo que por pouco tempo, o impacto é muito maior do que quando fazemos muito em um único dia. Esse é o tipo de comportamento que funciona bem para mim, e eu quero transmiti-lo a você! Acredite: se você se propuser a fazer um pouco de alguma coisa diariamente, vai conseguir alcançar resultados satisfatórios e duradouros sem se estressar. É melhor fazer duas coisas duzentas vezes do que duzentas coisas duas vezes.

Claro, há quem precise ser mais radical, mudar a rotina da noite para o dia, alterar hábitos rapidamente e pegar "no tranco". O meu irmão, Léo, faz parte dessa turma de radicais. Se ele decidir não tomar mais refrigerante ou ficar sem consumir açúcar, no dia seguinte você não vai encontrar nada disso na geladeira dele! Ele também gosta de treinar pesado, não tem essa de começar devagar e aumentar a intensidade gradativamente. Mas muitas pessoas não estão acostumadas a funcionar dessa maneira. Precisamos nos moldar lentamente para conseguir avançar e ir mais longe. E não há nada de errado com isso. Por isso, eu proponho a você que assuma novos e melhores hábitos, mas fazendo um pouco de cada vez. Como isso funciona? Vou explicar!

A ideia central é acrescentar comportamentos positivos à sua vida, a fim de enriquecê-la, melhorá-la e alterá-la, em pequenas doses. Isso é muito diferente de simplesmente

) Fazer um pouco todos os dias tem um impacto maior do que fazer muito em apenas um dia. **(**

parar de vez com algo ruim. Tomar refrigerante com açúcar, por exemplo, é ruim. Mas, em lugar de parar de vez e morrer de vontade já no dia seguinte, você pode se comprometer a reduzir para duas vezes na semana e, nos demais dias, experimentar a versão sem açúcar.

Em outras palavras, é substituir um comportamento-padrão por outro melhor, de maneira suave. Digamos que você já tenha o costume de levantar cedo, mas quer aproveitar ainda mais o horário da manhã. De nada adianta forçar o seu organismo a despertar uma hora antes e passar o dia todo com sono, não é? Muito mais funcional e possível é pôr o despertador para tocar dez ou quinze minutos mais cedo. Assim você não vai sentir negativamente o impacto dessa mudança e ainda terá mais tempo livre.

Fazer mudanças pequenas e positivas, com disciplina e consistência, tem outro benefício: ajuda você a não desanimar! Esse "mini-hábito" pode ser na área do exercício e da atividade física, da alimentação, do sono, do estudo, enfim, do que você considera importante para dar à sua qualidade de vida um novo rumo. Os resultados são sempre surpreendentes, porque ao longo do tempo os mini-hábitos se tornam permanentes – e você ainda consegue aprimorá-los e ampliá-los.

Esse método funciona em todas as áreas da minha vida. Desde que percebi como devo agir para incorporar boas atitudes sem sofrimento, meu dia a dia ficou mais leve. Você pode se exercitar vinte minutos pela manhã, adicionar mais uma ou duas frutas ao seu cardápio ou aprender dez palavras novas de outro idioma todos os dias. Ao final de um ano, você terá conquistado um físico melhor, mais saúde e acumulado um vocabulário surpreendente. Percebe como esses minis-hábitos são efetivos?

Vamos falar sobre exercícios. Quando começamos um programa de treinamento, às vezes queremos ir com muita sede ao pote. Mas evite pensar assim: "Vou treinar uma hora todo dia". Em vez disso, habitue-se a fazer dez agachamentos em casa ou a dar uma volta mais longa com o cachorro, por exemplo, durante uma semana. O fato de você vestir a sua roupa de ginástica, prender o cabelo e calçar os tênis vai funcionar como gatilho para habituá-la a fazer exercícios sem esforço.

Você pode subir e descer as escadas em lugar de pegar o elevador, ir ao supermercado ou à padaria a pé, fazer o meu treinamento hipopressivo com duração de cinco minutos e assim por diante. Ninguém consegue assumir uma rotina fitness ou se tornar atleta da noite para o dia, mas, quando essa construção é consistente, os resultados se tornam duradouros e também prazerosos.

Qualquer mini-hábito de poucos minutos pode ser o suficiente para gerar mudanças e despertar o seu desejo por outros comportamentos positivos. Sabe o que mais? Você não vai desanimar na semana seguinte, como quem começa uma dieta radical e corta todos os carboidratos de uma vez ou pega muito pesado na musculação. Se pegar leve no início, não vai existir sacrifício e sim prazer por ter dado o primeiro passo e acumular pequenas vitórias.

No campo da alimentação, o mini-hábito funciona maravilhosamente bem. Você não precisa cortar todo o açúcar de uma vez. Se eliminar uma colherada do seu cafezinho, já estará construindo um hábito novo. Você não vai sentir ansiedade nem descontrole, porque o seu emocional terá tempo de se adaptar à mudança. Agora imagine trocar o seu cardápio de uma vez só, que tragédia! A tendência é que você desista ou fique ansiosa e acabe até comendo mais. Pegue leve nos primeiros dias. Se você não costuma comer frutas diariamente, experimente incluir uma no lanche da tarde ou no café da manhã. Não consegue tomar dois litros de água? Comece tomando apenas um copo a mais do que está acostumada. Ainda não consome fibras? Experimente adicionar uma salada pequena na hora do jantar.

O hábito da leitura também é muito importante para o seu bem-estar. Bons livros ajudam a encontrar equilíbrio emocional e mantêm a mente ativa e saudável. Eu mesma criei o hábito de ler dez páginas por dia. Podem ser cinco páginas do meu livro espiritual e outras cinco de uma obra voltada à minha área profissional. Pode ser de manhã ou à noite. O importante é que eu estabeleci essa quantidade de páginas como regra e atualmente não consigo abrir mão desse hábito, pois ele me faz muito bem. Mesmo que eu precise interromper a leitura na quinta página e ela acabe em uma vírgula, eu não desanimo, porque cultivei um comportamento positivo e sei que no dia seguinte vou retomá-lo.

Você precisa estar atenta para não deixar de lado seus novos hábitos por mais de três dias. Chamo isso do acordo de três dias. Não fique mais do que 72 horas sem treinar ou comendo "errado". Retorne o mais rapidamente possível ao eixo para não perder o controle. Nosso corpo e mente adoram poupar energia; portanto, o melhor antídoto para não cair na armadilha e acabar retrocedendo é tornar esses novos comportamentos parte da sua rotina para valer. Mesmo que seja tomar aquele copo de água a mais ou subir um lance de escadas, acredite, você vai se sentir cada vez mais satisfeita por não driblar a regra.

Mas o que fazer se você realmente não conseguir cumprir o combinado? Não se martirize: recomece no dia seguinte. Não abandone nem ignore seu compromisso pessoal, pois isso pode acabar alimentando um hábito negativo, como a procrastinação.

Eu posso afirmar, com conhecimento de causa, que esses pequenos gestos são transformadores. Muitas das minhas alunas relatam os resultados e eu fico extremamente feliz. Uma delas contou: "Veve, antes eu nem calçava os tênis para levar o meu filho à escola, agora já saio de casa com eles, porque fico pronta para treinar, sem desculpas". Esses gatilhos funcionam de verdade, pois condicionam o cérebro para a ação. Experimente ainda hoje e depois me escreva contando como foi, combinado?

Mudei os rumos da minha vida
Daliane da Cunha Gomes

Tenho 37 anos e sou mãe do Davi, de dez anos, e da Lavinya, de sete. Quando engravidei do meu primeiro filho, engordei 18 quilos. Em 2014, na gestação da minha filha, engordei 16 quilos. Quando retornei à minha ginecologista após a segunda gravidez, ela me informou que eu estava com diástase. Explicou do que se tratava e me disse que a única solução seria uma cirurgia.

Fiquei desesperada ao saber que minha barriga nunca mais diminuiria. Visitava cirurgiões, fazia orçamentos e voltava triste, frustrada, pois o valor da cirurgia era inviável para mim.

Minha filha sempre perguntava se eu estava grávida, por causa do tamanho da barriga. Eu não conseguia vestir nada do que usava antes: blusinhas, vestidos longos, tudo parecia salientar ainda mais a barriga. Passei a usar roupas bem soltas. Afinal, eu queria me esconder. Aquela não era eu.

Passei a pesquisar sobre o assunto e vi um anúncio da Veve. Ela relatava que também teve diástase. Eu falava dela para todos, principalmente para meu marido, pois queria fazer o programa, mas ainda não conseguia.

Tentei fazer dietas, pois estava 10 quilos acima do peso. O pouco que emagreci parecia deixar a barriga ainda mais saliente.

Em 2020, finalmente foquei em mim. Descobri que o programa custava menos do que o valor de uma pizza por mês. Era um investimento em mim, na minha saúde e autoestima.

Realizei a minha inscrição na plataforma e fiz os protocolos, juntamente com a dieta. No começo eu achava que não conseguiria fazer o vácuo, que não estava fazendo certo. A cada dúvida eu assistia novamente às explicações da Veve. Depois de dois meses de dieta e protocolos do programa, perdi 12 quilos. Saí do tamanho de calça 44 para o 36/38. Renovei o meu guarda-roupa e voltei a ter uma barriga linda. Eu também não tenho mais dor nas costas e o meu intestino está uma beleza. Até a incontinência urinária, que nem sabia que tinha, cessou. Nada disso seria possível somente com a dieta.

Em 2021, eu me desliguei do serviço e com parte do dinheiro da rescisão entrei no programa Mulheres de Elite. Pude tirar dúvidas e descobrir se eu estava no caminho certo com o hipopressivo. O conhecimento e a experiência da Veve mudaram a minha vida e a minha autoestima. Hoje posso dizer que sinto orgulho do meu corpo e de mostrar o meu "antes e depois" de conhecer a Verônica Motta.

A Veve é luz na minha vida.

)4(

TRABALHO

×

TEMPO

Agora que você entendeu como é importante eliminar as interferências que a impedem de agir e de construir mini--hábitos mais saudáveis, precisa investir em melhorar a sua gestão do tempo. Digo isso porque o dia tem sempre 24 horas, enquanto o nosso trabalho é infinito. Não temos como ampliar as horas do relógio nem como deixar de fazer o que precisa ser feito. Se hoje eu lavo a louça do almoço e do jantar, no dia seguinte, os pratos, talheres e panelas estarão novamente na pia, para serem limpos e guardados. O mesmo acontece com os cuidados com as crianças, a atenção ao parceiro ou parceira, o trabalho fora do lar e os cuidados pessoais, que não devem nunca ser deixados de lado.

A verdade é que, se a gente não limitar a quantidade de tarefas, a lista só aumenta! Quem nunca se viu mergulhada em um mar de obrigações e pendências, sem saber o que fazer? Às vezes, eu mesma preciso de um fim de semana inteiro mergulhada em uma determinada atividade, a fim de pôr algum projeto em dia. Quantas de nós não ficamos até sem comer, beber e dormir direito enquanto não encerramos uma missão importante? Muitas vezes, no entanto, esse acúmulo acontece por causa da nossa tendência à procrastinação. Vamos adiando, adiando, até que em dado momento não há mais como deixar para depois. Para não cair nesse tipo de armadilha, é importante aprender a gerenciar o próprio tempo e estabelecer prioridades.

Costumo dizer às minhas alunas que o equilíbrio é sempre a melhor solução. Não sou radical em nada, porque, quando você adota pequenos hábitos positivos e diários, aprende a se concentrar no que é importante. Essas suas ações, somadas, sempre levam a bons resultados. Claro, em algum ponto pode ser necessária uma intensidade maior de energia, mas, se você não impuser um limite no que é capaz de fazer a cada dia, vai acabar refém do tempo, em lugar de usá-lo a seu favor.

Eu faço assim: se estabeleço quarenta minutos para cuidar da casa, dificilmente ultrapasso esse limite, mesmo que deixe algo sem fazer. Se eu tenho meia hora para treinar, não permito que outro compromisso invada esse período, assim como não o extrapolo só porque essa atividade me interessa. Eu comando a agenda e não o contrário, porque pensei nela com cuidado. Em geral, eu separo duas horas do dia para responder às perguntas que chegam pelo Direct do meu Instagram. Se eu conseguir responder uma quantidade X de perguntas nesse período, não vou aumentar para Y, pois isso representaria deixar outra tarefa de lado. Resumindo, é preciso ser prática e avaliar o tempo estimado para cada tarefa.

Eu recomendo fortemente que você monte uma agenda semanal, em vez de tentar estabelecer uma agenda para o mês inteiro. Programar os próximos sete dias da sua vida é algo perfeitamente viável e vai dar a você uma incrível sensação de liberdade. Criar uma agenda rígida para trinta dias, no entanto, pode deixar de lado os imprevistos e causar frustração.

Antes de montar o seu calendário, procure listar absolutamente todas as tarefas e incumbências que precisa cumprir nesse período. Inclua até mesmo os pequenos detalhes, como lavar o cabelo, fazer a unha, ir à farmácia, arrumar gavetas ou qualquer outra coisa que faça parte da sua rotina real. Depois, crie uma priorização. Divida entre o que é extremamente importante, o que é urgente, o que pode ficar para depois, o que pode ser delegado e o que não faz diferença. Inclua também os momentos de lazer, porque ninguém é de ferro. Pense com objetividade e seja honesta a respeito do tempo de que necessita para concluir cada ação. Depois que estabelecer essa hierarquia, é hora de refletir sobre o período ideal do dia para cada atividade. Alguma delas pode ser feita somente no período da manhã? Qual delas pode ser realizada à tarde ou à noite, sem comprometer o seu descanso?

Cada mulher tem a sua própria rotina. Nesses tempos em que muita gente trabalha parcialmente no sistema de home office ou como profissional autônoma, é fundamental ser fiel ao cumprimento da agenda, para não perder o foco e, consequentemente, dinheiro. Não é porque você trabalha em casa, por exemplo, que estará disponível para bater um bolo no horário destinado aos seus exercícios ou à realização de uma venda importante. Nunca deixe as interferências externas roubarem o seu tempo!

Depois que você tiver determinado as atividades essenciais, básicas, relevantes e, também, as menos importantes, basta cumprir o combinado à risca. Gosto de dizer a mim mesma a seguinte frase: "Sem pressa, mas também sem pausa". Isso significa fazer o que deve ser feito, sem correria, mas sem interrupções. Por que sem pressa? Porque se você acelerar demais, vai cair na armadilha do desequilíbrio e não conseguirá manter produtividade. Já reparou que, quando trabalha excessivamente em determinado dia, na manhã seguinte você mal consegue sair da cama? Por isso é importante obedecer à agenda semanal e respeitar os limites de seu corpo e mente.

E o que fazer se você acordou com dores no corpo, indisposta e precisando de um descanso físico? Em primeiro lugar, avalie se esses sintomas são reais ou uma desculpa para procrastinar tarefas menos agradáveis. Caso o seu organismo esteja mesmo necessitando de uma pausa, respeite-o! Quando estiver verdadeiramente cansada, aprenda a descansar, não a desistir.

Vou listar para você algumas dicas para driblar os ladrões de tempo:

(1) "Fazer já" é o melhor antídoto contra a procrastinação. Se você receber uma mensagem de trabalho, por exemplo, e ela necessitar de alguma ação, tome uma providência logo na sequência, em vez de deixar para depois.

(2) Pergunte sempre a si mesma: "Se eu fizer isso, fará alguma diferença?". Se a resposta for "Nenhuma", então não perca o seu tempo. A dica é aprender a discriminar o que é de fato relevante e essencial de algo dispensável.

(3) Aprenda a tomar decisões. Isso significa avaliar as suas alternativas e fazer uma escolha consciente a partir delas. Algumas de nós têm medo de errar, por isso adiam ao máximo esse momento. Deixar para resolver

Nunca deixe as interferências externas roubarem o seu tempo!

depois, no entanto, apenas manterá você parada no lugar, ou seja, vai desperdiçar tempo precioso.

(4) Cuidado com as interrupções! Quando elas são frequentes, interferem no desempenho das tarefas mais do que você possa imaginar. Mesmo uma atividade bem planejada pode ir por água abaixo se você for interrompida a torto e a direito. Usar o celular muitas vezes durante o dia, receber visitas sem planejamento, entrar em conversas de grupos de WhatsApp, se distrair com vídeos na internet são tipos de interrupções que podem perfeitamente ser controladas. Estabeleça um horário semanal para elas na sua agenda no quesito "entretenimento". Se trabalhar em home office, feche a porta e peça para não ser interrompida – a não ser que a casa esteja pegando fogo!

(5) Aprenda a delegar. Isso significa permitir que outras pessoas façam determinadas atividades por você. Se as crianças já estão crescidas, elas podem aprender a guardar os próprios brinquedos e arrumar as próprias camas. Se você mora com outro adulto, não precisa lavar a louça todo dia, não é? Se você cair na armadilha de acreditar que faz tudo melhor do que as outras pessoas, uma hora se verá sobrecarregada. Falo isso por conhecimento de causa, pois fui essa pessoa e não foi fácil mudar. Mas, se viver assim, seu tempo nunca será suficiente, mesmo que você viva em Marte! Quando você aprende a delegar, consegue se concentrar nas principais atividades do seu dia, aquelas que realmente lhe interessam.

(6) Pare de se lamentar. Gastar seus neurônios rememorando o que passou é um baita ladrão de tempo! Dedicar tempo precioso desejando que ontem fosse hoje e que o ano passado fosse este ano também não funciona. Você não pode mudar o passado nem prever o futuro. Lamentar uma compra, um passeio ou uma decisão errada são exercícios inúteis de pensamento e uso ineficaz do tempo. Guarde na sua caixinha de lições aprendidas e siga adiante!

(7) Exagerar nos encontros sociais. Claro que passar tempo com amigos ou colegas de trabalho num happy hour ou mesmo com uma amiga passeando pelo shopping são atividades agradáveis. No entanto, se você fizer isso com muita frequência, sua agenda nunca vai fechar a conta! Procure equilibrar bons momentos com os amigos, com a família, consigo mesma e com as obrigações de trabalho. Vai dar certo!

Resgatei os movimentos do meu corpo

Ciesley de Melo Nunes

Eu tenho 42 anos e duas filhas: uma de sete, outra de quatro anos. Depois que tive a minha segunda filha eu sentia muitas dores nas costas. De início, acreditava ser somente cansaço e tomava alguns analgésicos para amenizar. Comecei a fazer exercícios em casa para emagrecer, porque precisava eliminar os 10 quilos que ganhei na segunda gestação. Infelizmente as dores foram aumentando a ponto de me deixar de cama. Eu sequer conseguia me levantar. Foi um momento extremamente difícil, pois eu moro longe da família e não tinha quem me ajudasse a cuidar da casa e das crianças. Meu marido, por sua vez, chegava cansado depois de um longo dia de trabalho e essa situação foi me deixando cada vez mais deprimida.

Tomei algumas injeções no período de cinco dias e voltei aos poucos à minha rotina de mãe e dona de casa. Observei que a dor não tinha desaparecido de vez e comecei a me preocupar. Eu já tinha visto alguns vídeos da Veve na internet, mas na época achava que seria difícil fazer o hipopressivo. Pouco depois as dores voltaram e eu precisei passar por uma ressonância magnética. O resultado mostrou artrose, hérnia de disco reduzida, escoliose lombar leve e inversão da lordose cervical. Eu já não conseguia fazer nada e qualquer movimento me fazia sentir dores, até mesmo deitada.

Mais uma vez, recebi injeções de cortisona e calmante muscular. Os medicamentos provocavam vários efeitos colaterais e a dor não passava. O médico me encaminhou para fazer fisioterapia e tratamento a laser na coluna. Ele também recomendou cirurgia para tratar a diástase, que era bastante visível. Eu me sentia frágil e debilitada. Foi então que Deus permitiu algo maravilhoso: a Veve lançou a sua nova plataforma Barriga Negativa e eu entrei, cheia de esperança de que fosse a solução para o meu drama. No início, eu achei difícil acompanhar, mas não desisti. Depois da primeira semana, já estava mais entusiasmada. Após a segunda semana de curso percebi que as dores tinham diminuído muito e fiquei sem acreditar! Parei de tomar remédios para dor e passava somente um pouco de pomada nos locais doloridos. Quatro semanas do curso e as dores sumiram quase que completamente.

Hoje consigo brincar com as minhas filhas, posso pular sem sofrer perda de urina, trocar os lençóis da cama sem ter de me ajoelhar e cuido de tudo com mais disposição. Cada dia que passa me sinto melhor e vejo o meu corpo mudar em vários aspectos. Até a minha autoestima melhorou, e a vontade de cuidar de mim é sempre maior. Sei que esse é apenas o começo e que o melhor ainda está por vir!

) 5 (

OS BENEFÍCIOS DE PRATICAR A GRATIDÃO

Gosto bastante de enfatizar a importância da gratidão na minha vida. Sou muito grata a Deus todos os dias por tudo que já conquistei e ainda estou a caminho de realizar. No meu entender, praticar a gratidão significa perceber e apreciar as coisas boas ao seu redor. Parece simples, mas vivenciar esse sentimento e expressá-lo aos outros pode trazer enormes benefícios para a nossa saúde e bem-estar. Há estudos que demonstram que a gratidão afeta muitas áreas da nossa vida, incluindo a saúde física, os relacionamentos e a motivação. Por isso a gratidão opera milagres na nossa autoestima.

A verdadeira gratidão não é aquela que você vê na internet, na forma daquele emoji com as duas mãozinhas unidas. Representa mais que um simples gesto ou um modismo. Procuro me sentir grata toda manhã, pelo fato de ter despertado com saúde e disposição. Costumo ouvir muita gente, ao realizar algum desejo ou vontade, dizer assim: "Nossa, ganhei o dia!". Bem, se você ganhou o dia, o que vai fazer com ele!? Todo dia é um presente e devemos aproveitá-lo, pois essas 24 horas são únicas e não voltam mais.

Às vezes, precisamos até mesmo ser gratas por algo que não saiu exatamente da forma como queríamos, porque lá na frente pode existir uma boa razão para isso. Aprendi que, toda vez que deparamos com uma porta fechada, outra se abre para algo melhor. Mais cedo ou mais tarde, descobrimos que a perda que sofremos não era tão importante e ficamos até mais fortes. Mas isso só se torna possível depois que aprendemos a valorizar a vida, a agradecer pelo fato de estarmos respirando e a enxergar Deus em todos os detalhes.

Tenho alunas com deficiência auditiva, e elas são uma fonte de inspiração diária para mim. Elas não reclamam pelo fato de não ouvir a minha voz, mas buscam alternativas para acompanhar as aulas. Eu sou grata por ter esse exemplo de dedicação na minha vida, de estar com pessoas que passam por uma série de dificuldades e ainda assim não se deixam abater.

A gratidão também pode melhorar a sua saúde, porque a incentiva e a impulsiona a cuidar melhor do seu corpo e a manter hábitos saudáveis. Eu costumo dizer que o nosso corpo é o templo sagrado do Espírito Santo, e é nossa obrigação cuidar muito bem dele. Precisamos do nosso corpo para trabalhar, amar, contribuir para o mundo. Praticar a gratidão é ficar em paz com esse templo e valorizar a vida que recebemos de Deus.

Sempre que me sinto grata, costumo ter uma noite de sono melhor. Experimente fazer isto ao se deitar: agradeça pelo seu dia, por tudo que realizou e por tudo de bom que ainda virá. Você vai adormecer mais rapidamente e ter um sono tranquilo, com bons sonhos. Isso acontece porque o ritmo cardíaco se acalma ao invés de acelerar por causa de maus pensamentos e preocupações. Dormir bem, como já é de conhecimento comum, também ajuda a melhorar o nosso sistema imunológico, reduzir o estresse e diminuir o risco de doenças cardíacas. Viu quantos motivos você tem para se sentir grata?

O exercício da gratidão reduz bastante a minha ansiedade. Se você é do tipo que come bobagens quando fica ansiosa, por exemplo, tem aí um bom motivo para começar a agradecer por cada momento. Eu agradeço depois de cumprir o meu treinamento físico, preparar um almoço gostoso, gravar um novo vídeo, passear com meus filhos e meu marido etc. Eu sinto gratidão, ainda, por conseguir manter empatia pelas pessoas que cruzam o meu caminho e um relacionamento afetivo e saudável com os meus amigos, as minhas alunas e os meus familiares. Acredito que a gratidão funciona para nos lembrar das qualidades positivas de nossos parceiros ou parceiras e os benefícios desses relacionamentos afetivos em nossa vida. Eu sou muito grata por estar casada há mais de vinte anos com o meu marido e poder dividir com ele as minhas alegrias, realizações e até mesmo as preocupações. A gratidão reforça o vínculo entre as pessoas que se amam e ajuda a estreitar a amizade e o respeito, ingredientes importantes em qualquer relação.

Não tenha dúvidas de que a prática da gratidão também é capaz de fazer você mais feliz consigo mesma. Em parte, porque você se habitua a prestar mais atenção às coisas boas que acontecem na sua vida. Quem pratica a gratidão fica mais sintonizada com o ambiente onde vive, em vez de focar somente nos aspectos negativos. Essa constatação proporciona um bem-estar geral, que reflete até mesmo na motivação e iniciativa para começar a fazer exercícios e cuidar melhor da aparência. Você passa a enxergar a vida com mais esperança e deixa de duvidar de si mesma e das suas capacidades para alcançar novas metas, como perder a barriga!

Com tudo isso, quero reforçar a importância de cuidar do seu aspecto emocional, para que ele não atrapalhe as suas conquistas físicas e o seu amor-próprio. Construir uma autoestima forte, conforme já falamos anteriormente, é importante. E a gratidão pode ajudar a mudar a maneira como você enxerga a si mesma. Sabe por quê? As pessoas que sentem mais gratidão são menos propensas a se comparar com as outras!

Vale a pena o esforço para praticar a gratidão. Concentre-se e aprecie o que existe de bom em sua vida e ao seu redor. Tenho certeza de que esse exercício pode melhorar a sua saúde, a sua felicidade, os seus relacionamentos e, naturalmente, a visão que tem de si mesma. Sempre que sentir uma pitada de desânimo, procure buscar algo, mesmo que pequeno, pelo que possa se sentir grata. Em instantes a sua vibração vai mudar!

Redescobri o meu corpo
Fátima Solange

Querida Veve,

Há dois anos eu a conheci e fiquei muito feliz em saber que você era o incentivo que faltava para eu buscar resultados que já não acreditava serem possíveis. Peguei firme nos treinamentos e consegui fazer todas as posturas ensinadas nos vídeos. No início, eu estava bem acima do peso: 85 quilos e 1,58 m de altura. Eu vestia tamanho 50 e nem conseguia fechar o zíper da minha calça jeans. Muitas vezes precisava remover os elásticos de calças e blusas que apertavam meu abdome. Mantive o foco assistindo aos vídeos da plataforma e fui modificando a circunferência da minha cintura.

Agora, aquela calça que nem fechava direito está superfolgada. Esse resultado é graças ao conjunto de ensinamentos que aprendi com você nos treinos e que me fizeram acreditar ser possível alcançar uma transformação. Mesmo sentindo dificuldades no início, por estar acima do peso e com o abdome globoso, eu consegui! A gordura que se aloja na barriga incomoda e muito! Eu continuo meu treinamento, e Deus tem abençoado não só a mim como a outras mulheres que estão com você nessa caminhada de exercícios. A minha autoestima melhorou, e só tenho a agradecer.

)6(

VOCÊ NÃO É UM POLVO

Todas nós já ouvimos dizer que as mulheres são "multitarefa". Na prática, isso a princípio significa que as mulheres, diferentemente dos homens, são capazes de realizar diversas atividades ao mesmo tempo, fazendo verdadeiros malabarismos para dar conta das crianças, da casa, dos serviços domésticos e do trabalho fora do lar.

Isso não passa de um mito! A verdade é que o rótulo "multitarefa", em vez de ser um elogio, funciona quase como uma maldição. Afinal, como já comentei com você, nós sempre nos vemos sobrecarregadas com uma lista infindável de coisas a fazer. Tentando cuidar de tudo e de todos ao mesmo tempo, esquecemos de tratar bem a nós mesmas, inclusive de priorizar a nossa saúde.

Eu acredito que ninguém, homem ou mulher, é realmente bom em ser "multitarefa". Realizar mil e uma atividades independentes ao mesmo tempo exige um bocado de concentração, energia e um cérebro altamente treinado. Ainda assim, mesmo quando nos comportamos como um polvo, equilibrando diversos pratinhos, acabamos não fazendo nada direito. Quantas vezes a gente já não esqueceu uma panela no fogo enquanto atendia a campainha ou o chamado de um filho? Ou queimou uma peça de roupa com o ferro, deixou a porta do carro aberta depois de retirar as compras do supermercado, a roupa sem pendurar dentro da máquina, um e-mail redigido sem enviar? Até podemos prestar atenção em coisas distintas ao mesmo tempo, mas a nossa verdadeira habilidade reside em alternar entre uma atividade e outra rapidamente, e não em fazer tudo no mesmo minuto.

O problema de acreditar que podemos ser multitarefas é exigir demais de nós mesmas. Passamos do ponto e sobrecarregamos corpo e mente. Assumimos mais compromissos do que somos capazes de cumprir e transmitimos a imagem de que somos invencíveis, o que não é verdadeiro. Além disso, ficamos nos sentindo culpadas quando algo dá errado.

Particularmente as mulheres que são mães sentem esse peso nas costas, pois nada parece suficiente para atender os filhos. O trabalho materno não termina nem mesmo quando tentamos dormir, em especial se as crianças ainda são pequenas. Se os homens se sentem pressionados quando nasce o primeiro filho, imagine então as mulheres! Tudo isso acarreta um enorme cansaço psicológico e, por consequência, físico. Muitas mães desistem de se exercitar, outras deixam seus cargos e empregos e até abandonam seus contatos sociais. Param de cuidar da aparência e de sair com as amigas, de curtir a vida.

Embora os homens estejam colaborando com as tarefas domésticas e com a criação dos filhos, na maioria dos casos os cuidados principais na administração da casa e de assuntos relacionados às crianças ainda ficam por conta das mulheres. Em outras palavras, ser multitarefa representa fazer tudo – e sozinha. Significa assumir trabalho extra, não por ser portadora de algum superpoder, e sim por ser vista como uma mulher cumprindo sua obrigação. Ser multitarefa, definitivamente, não é um bom negócio para ninguém.

Você precisa assumir para si mesma que não é seu papel dar conta de tudo ao mesmo tempo, como um gênio da lâmpada ou a madrinha da Cinderela, seja em casa, seja no trabalho. Nada tem a ver com eficiência, responsabilidade ou talento para se superar. A suposição de que você precisa fazer tudo ao mesmo tempo pelo fato de ser mulher só vai prejudicar os seus resultados, em todas as áreas. De repente, você descobre que esqueceu de pagar uma conta, que enviou uma mensagem para a pessoa errada, que maltratou a sua coluna ao fazer um exercício de musculação porque estava desconcentrada pensando no supermercado e que botou muito sal na comida.

Sabe o que eu faço quando estou com diversas atividades pendentes e tentando bancar o polvo malabarista? Respiro fundo e foco em uma de cada vez. Inicio uma sequência de tarefas, de acordo com a prioridade. E mantenho o foco no presente. Se estou conversando com o meu filho, presto atenção ao que ele está falando, nem que seja naqueles poucos minutos. Olho bem dentro dos olhos dele, fico reparando em cada detalhe, cada pinta no rosto. Quando estou dando uma aula, mantenho a concentração nas minhas alunas. Se paro no meio do dia para acalmar a mente, me desligo de todo o resto por um ou dois minutos e respiro fundo com bastante presença, consciente daquele ato de encher e esvaziar os pulmões.

O nome disso é *mindfulness*! É estar 100% focada e presente no que está fazendo naquele momento. Imagine que vários holofotes estejam virados para o seu rosto. Sabe o que acontece se você mantiver todos eles ligados ao mesmo tempo? As luzes vão te cegar! Você não vai conseguir mais enxergar o que está diante dos seus olhos, por excesso de claridade. O segredo é direcionar o seu foco em fila. Só depois de encerrar uma tarefa grite "Próxima!". Termine o que deve ser feito, desligue o holofote e só ligue de novo ao ter certeza de que vai terminar a tarefa seguinte.

Acredite: tirar a capa da heroína "Mulher Multitarefas" das suas costas vai fazer muito pela sua qualidade de vida, autoestima e principalmente por sua saúde e longevidade. Manter-se saudável é sua obrigação. Não é possível terceirizar a missão de cuidar do seu corpo. Você pode pagar para alguém lavar o seu cabelo, dar banho no pet, limpar a casa, fazer a comida, aplicar botox, dirigir o seu carro, mas não tem como transferir a um terceiro os cuidados com a sua própria saúde! Isso é algo que nem mesmo a tecnologia vai fazer por você, hoje ou no futuro. É sua decisão levantar pela manhã, se exercitar, se alimentar corretamente e cuidar do seu bem-estar físico e mental. Se você não fizer isso hoje, lá na frente a conta chega! Se é verdade que quem ama cuida, comece a amar mais a si mesma a partir de agora.

Não é possível terceirizar a missão de cuidar do seu corpo.

Voltei a acreditar nos meus sonhos

Sabrina Ribeiro

Eu tenho 43 anos, sou casada e mãe de dois meninos, um de dezoito, outro de cinco anos. Vivi obesa a maior parte da minha vida. Em 2015, depois de passar por tratamentos para engravidar e chegar aos 115 quilos, iniciei junto à minha família um processo de emagrecimento de forma natural e saudável, com treinos e reeducação alimentar. Tivemos muito sucesso com a mudança de hábitos. Uma das minhas vitórias foi engravidar novamente. Após a segunda gestação, o meu corpo mudou muito. Eu estava com sobrepeso e descobri, também, que tinha iniciado um processo de menopausa precoce. Iniciei uma nova luta contra o sobrepeso, pois minha saúde se encontrava abalada.

Comecei a fazer musculação e a correr. Ajustei a alimentação e em pouco tempo cheguei ao peso ideal. Minha saúde estava novamente estabilizada. Em 2020, conheci o treino hipopressivo e confesso que essa foi a cereja do bolo! Depois de ter eliminado 60 quilos, eu não tinha esperança de mudar o meu corpo naturalmente, e pensava que isso só aconteceria com uma cirurgia plástica. Hoje posso dizer com clareza que os exercícios me trouxeram dignidade.

Eu sofria com incontinência urinária por causa da menopausa precoce, e esse problema cessou. Sentia muitas dores na coluna e elas desapareceram. E ainda consigo dormir de bruços! Antes eu não encontrava uma postura confortável, respirava mal e não tinha consciência corporal para evoluir em outros exercícios físicos. Assim, não obtinha resultados positivos, principalmente com a musculação.

Com pouco tempo praticando os treinos da plataforma, vi grandes resultados: minha cintura afinou 9 centímetros, a pochete diminuiu e hoje respiro muito melhor. Ganhei qualidade de vida!

Tenho uma má-formação no cóccix que sempre me causou constrangimento, principalmente ao fazer exercícios abdominais tradicionais. Por muito tempo acreditei ser impossível conquistar o abdome dos meus sonhos. Hoje, tenho conquistado a minha barriga negativa só com os abdominais hipopressivos.

Esses foram alguns dos benefícios que adquiri, os mais visíveis. Os internos e íntimos também são inúmeros. Finalmente, a felicidade bateu à minha porta!

)7(

COMO SER FELIZ SENDO QUEM VOCÊ É

Uma das frases que as mulheres mais repetem nas mensagens que recebo é a seguinte: "Eu gostaria de ter nascido com um corpo diferente". Essa é uma bobagem completa. Lembra quando falei, no início deste livro, sobre se libertar dos padrões? Não importa se você é alta, baixa, se tem muito ou pouco quadril, se as suas pernas são grossas ou finas, se os seus ombros são mais largos ou mais estreitos. Nada disso justifica o fato de você desejar ser outra pessoa.

Deixar de lado essa preocupação é reconhecer a sua individualidade e amar a si mesma. Muito mais importante do que ter um corpo perfeito é a gente aprender a valorizar o que tem de melhor. Isso significa aproveitar ao máximo os pontos fortes e sucumbir menos às nossas fraquezas, como ter preguiça de praticar exercícios, de ler e aprender algo novo, por exemplo.

Todas nós nascemos com um biótipo, e ele faz parte do nosso DNA. Mesmo que a cirurgia plástica e a dermatologia estejam avançadas e consigam modificar algumas características pessoais, como o formato do nariz e o volume dos lábios, a sua essência sempre será a mesma. Portanto, muito mais benéfico é pensar em melhorar quem você nasceu para ser e alcançar a sua melhor versão. Sabe qual é ela? Aquela que você cultivou com carinho, disciplina e foco.

Hoje somos levadas a crer que precisamos parecer com quem seguimos nas redes sociais, exibir a mesma imagem de determinada influenciadora digital. Sabe o que acontece? Você corre o risco de se ver com um corte de cabelo que não combina com a sua personalidade nem estilo de vida, só porque apareceu na internet. Ainda mais arriscado é iniciar uma dieta que pode não fazer bem à sua saúde, porque aquela pessoa que você admira secou 5 quilos.

Você pode e deve buscar boas referências e inspiração, mas isso é diferente de reproduzir os mesmos hábitos e comportamentos. Reflita sobre as suas próprias limitações e respeite a sua genética. Jamais inicie qualquer tratamento sem antes consultar um especialista formado e com boas recomendações, pois infelizmente existem muitos aventureiros no mercado.

Leve em conta, também, o seu verdadeiro gosto pessoal e a sua personalidade. Eu tenho uma conhecida que usa somente uma cor de roupa, recomendada por uma consultora de imagem pessoal. Ela deixou de lado outras cores de que gosta para obedecer à sugestão de outra pessoa. Com milhares de possibilidades, já pensou passar a vida usando apenas uma cor?

Agora eu pergunto: se você adora ter cabelo comprido, e alguém diz que o melhor para o seu rosto é adotar um corte mais curto, o que fazer? Correr para o cabeleireiro ou refletir primeiro se a mudança vai realmente deixar você mais feliz? É fundamental que a nossa autoimagem reflita quem somos verdadeiramente para que tenhamos metas possíveis. Olhe-se no espelho com amor e respeito, além de compaixão, pois todas nós temos uma história a ser respeitada e reverenciada. Aposto que até as mulheres mais lindas do mundo

É fundamental que a nossa autoimagem reflita quem somos verdadeiramente para que tenhamos metas possíveis.

conseguem encontrar defeitos em si mesmas. A perfeição absoluta não existe!

Na hora em que você decidir alterar alguma coisa na sua aparência, faça isso por si mesma e não para dar ouvidos à opinião alheia. Busque melhorar porque quer se sentir bem consigo mesma e aumentar a sua autoestima, não para agradar outra pessoa, mesmo que seja alguém que você ama. A melhor maneira de ser feliz com seu próprio corpo é impedir que as inseguranças governem a sua vida.

Digo isso com conhecimento de causa. Quando a minha barriga estava saliente e o meu umbigo saltado, eu vivia me escondendo de tudo e de todos. Não queria viajar para a praia com a família, pegar piscina nem tomar sol, porque teria de vestir roupa de banho. Quantos momentos agradáveis eu acabei perdendo! Fico realmente triste ao receber relatos de novas alunas dizendo que até perderam seu círculo de amizades porque não queriam sair de casa ou aparecer em fotos com as amigas. Eu compreendo essa dor e não quero que você passe por ela como aconteceu comigo. A última coisa que você deve fazer é chorar e se esconder pelos cantos.

Nem sempre, claro, o problema é o abdome. Algumas mulheres não querem exibir os braços ou as pernas, outras não usam decote para não mostrar o colo e o pescoço. Certa ocasião, a minha mãe veio com esta frase: "Filha, eu estava muito feliz quando todo mundo era obrigado a usar máscara, porque ela escondia as minhas rugas". Fiquei chocada e tive de convencê-la a deixar de bobagem. Essas são neuroses do universo feminino que precisam ser combatidas. Não devemos ter vergonha das nossas rugas nem da passagem do tempo. Por isso, faça o seu melhor, mas seja feliz do jeito que você é!

Como diz um dos memes que mais viralizaram recentemente: "Reage, bota um cropped". Traduzindo, ponha o desânimo de lado. Vá atrás de seus sonhos, planos e metas. Vista a roupa que quiser, seja um vestido curto, comprido, colorido, branco, preto, não importa, desde que você se sinta bem. Use o cabelo do jeito que gosta, a maquiagem que combina com o seu estilo e com a sua personalidade. Faço questão de ser verdadeira com o meu gosto pessoal e não abro mão! Por isso, minha dica é: invista na sua autenticidade.

Neste ponto, eu tenho certeza de que você está pensando: "OK, eu concordo com tudo que a Veve está falando, mas por onde eu começo a transformação para alcançar a minha melhor versão?". Inicie justamente pelas pequenas mudanças, aqueles mini-hábitos sobre os quais falamos anteriormente. Comece devagar, passinho por passinho. Vai fazer uma dieta? Não corte de vez todos os carboidratos; diminua os excessos, um de cada vez. Está comendo muito chocolate? Deixe para o fim de semana. Come muito pão francês? Compre um dia sim, outro não. Continue fazendo o que gosta, tendo em mente que existe espaço para mudanças verdadeiras e que não agridam o seu espírito.

Vou deixar aqui algumas dicas valiosas, se você desejar turbinar a sua autoestima. Vamos lá?

(1) Pense em algumas características que ama em você. Fique na frente do espelho e observe a si mesma da pontinha dos pés até o alto da sua cabeça. Pode se ater aos seus olhos, às suas sobrancelhas bem desenhadas, ao formato dos seus dedos, não importa! Concentre-se naquilo que a faz sorrir ao olhar. Claro que você tenderá a buscar

primeiro os defeitos, mas escape dessa armadilha. Não dê espaço para os pensamentos negativos. Duvido que você não encontre algo que possa amar no seu próprio corpo. Pode ser a sua pele, as suas pernas, as suas mãos, as suas unhas, o seu sorriso... Admire-se como a uma obra de arte!

(2) Faça uma lista de todas as qualidades que você tem e que vão além da sua forma física. Muitas das minhas alunas chegam com a autoestima prejudicada porque acreditam que o corpo é a única coisa que importa. Isso não é verdade! Ninguém admira outra pessoa somente pela aparência, mas também pela personalidade, empatia, atitude e comportamento. Uma pessoa bonita mas desonesta, por exemplo, não consegue atrair e manter por perto amigos e parceiros.

(3) Separe tempo para cuidar de si mesma todos os dias. Hidrate a sua pele depois do banho, mantenha o seu cabelo limpo e perfumado, faça um clareamento dentário. Isso a fará se sentir bem e mais disposta. Além disso, cuide criteriosamente da sua alimentação, vá ao médico uma ou duas vezes por ano para fazer um check-up e manter as taxas de colesterol e afins dentro dos limites. Quando você enxerga o seu corpo como o templo de Deus, ele se torna cada vez mais bonito e precioso para você.

(4) Cuide da sua postura. Durante as minhas aulas, eu costumo repetir várias vezes como é importante cuidar da linha da coluna e posicionar corretamente os pés durante os exercícios. É realmente incrível como uma postura ereta

transmite confiança e eleva a autoestima. Não se trata de passar uma imagem de arrogância e pretensão. Quando você alinha a coluna e os músculos, até os seus órgãos internos passam a trabalhar melhor, com mais eficiência. Uma boa postura deve levar estes pontos em conta:

- Queixo alinhado, paralelo ao chão.
- Orelhas alinhadas sobre os ombros.
- Ombros alinhados com os quadris.
- Quadris alinhados sobre os joelhos.
- Joelhos alinhados sobre os pés.

(5) Escolha uma parte do seu corpo que deseja melhorar e comece um treinamento específico. Estar feliz com o seu corpo não significa que você não quer que ele mude para melhor. Por exemplo, você pode fazer o meu método hipopressivo por cinco minutos diariamente. Em pouco tempo vai sentir a diferença. Divida o seu objetivo em metas menores para torná-lo mais gerenciável. Enquanto trabalha o abdome, por exemplo, não se preocupe tanto com o bumbum. Quando começar a se sentir mais confortável com a sua barriga, pense em adicionar exercícios para outra área do corpo e assim por diante.

(6) Pense além do peso exibido na balança. Esse número costuma variar ao longo do dia, e, se você usar a balança como referência, ficará ansiosa. Uma pessoa com a mesma altura e peso de outra pode ter uma silhueta completamente diferente, pois o peso também depende da massa muscular, da ossatura etc. Seu foco deve ser a saúde, o bem-estar e a disposição. O resto é consequência.

(7) Abra-se para os relacionamentos. Sentir as mãos de outra pessoa tocando o seu corpo com carinho pode ajudar a lembrar que você não é apenas a imagem que vê no espelho. Vai fazer você se sentir como alguém que vale a pena ser amada. Não precisa ser um toque erótico. Uma boa massagem nos ombros ou um abraço verdadeiro faz toda a diferença. E se você está solteira, pode marcar uma massagem modeladora ou relaxante, aprender a fazer automassagem ou abrir o seu coração para encontrar alguém que chame a sua atenção e com quem queira iniciar uma troca amorosa.

(8) Esqueça de vez as comparações. Tente lembrar que nem mesmo as supermodelos dos anúncios e das redes sociais são perfeitas. Você já as viu sem maquiagem ou ao acordar pela manhã? Acredite, elas são mais diferentes do que imagina. Não foi por acaso que inventaram o Photoshop, aquele programa de computador que realiza milagres. Ele é frequentemente usado para alterar artificialmente a aparência das pessoas – para melhor.

(9) Pense nas coisas boas que o seu corpo pode fazer por você. Praticar um esporte, passear na praia, tomar banho de cachoeira, sentir o sabor gostoso das frutas, o cheiro das flores, abraçar os seus filhos, beijar quem você ama – tudo isso porque você está viva e tem um corpo maravilhoso para chamar de seu! Pelo menos uma vez na vida, vá atrás do corpo que você sempre sonhou. Isso não é futilidade, não caia nesse papo-furado.

)8(

O PODER DOS CINCO MINUTOS

A prática do método "Barriga Negativa" exige somente cinco minutos diários para entregar resultados, desde que você mantenha o foco e a constância. Quando eu digo isso, não estou inventando! Basta treinar corretamente nesses poucos minutos durante três meses para melhorar a sua postura, fortalecer a musculatura do abdome e reduzir a circunferência da cintura entre 4 e 12 centímetros.

O que eu desejo reforçar neste capítulo é o poder desses poucos minutos para mudar a sua vida, se você realmente tiver determinação. Às vezes, pensamos que precisamos despender muito tempo e dinheiro para melhorar e deixar o nosso corpo mais saudável, mas isso não é verdade. O segredo está em fazer a coisa certa, sem distrações, no tempo que você tem, colocando o seu bem-estar em primeiro lugar. Cinco minutos fazendo a coisa certa valem mais do que uma hora inteira sentada diante da TV ou do computador, concorda?

Muitas das minhas alunas ficam tão animadas quando descobrem o poder dos cinco minutos que criam ânimo para adotar outras atividades saudáveis – como fazer uma caminhada, comer mais fibras, cuidar da pele e do cabelo, investir em terapia e assim por diante. Elas sentem que a mudança pode ser verdadeira e concreta utilizando essa pequena fração de tempo.

Que falta farão cinco minutos da sua vida dedicados a fazer exercícios se o seu intestino vai funcionar melhor, você vai sentir menos dores nas costas e até ter um sono mais relaxante? Por isso eu me sinto gratificada ao ensinar cada postura dentro do protocolo.

Não se trata somente de um treinamento estético-funcional – representa, também, uma mudança no seu estilo de vida. Hoje, tenho alunas no grupo que voltaram a pedalar, a fazer corrida de rua, a estudar, a namorar, a gostar de si mesmas. Quando você toma uma atitude e ela funciona de verdade, a sua perspectiva de futuro muda. Por outro lado, se você investe a sua energia em algo que não dá resultado, acaba travada e desanimada. E, então, desiste, porque já se cansou de tentar e tentar. Não caia nessa armadilha!

Eu quero propor que você faça uma experiência agora, enquanto lê este capítulo. Sente-se em uma cadeira com a coluna ereta. Respire lentamente, puxando o ar pelas narinas. Sinta o oxigênio entrando pelo nariz e chegando até os pulmões. Expire bem devagar. Perceba onde o seu corpo se enche de ar. Traga o ar para o peito, não para o abdome. O simples fato de respirar corretamente já oferece vários benefícios para a sua saúde.

Gosto de explicar que a respiração hipopressiva é tão poderosa que, ao trabalhar a musculatura abdominal, melhora também a incontinência urinária, alivia a dor nas costas, reduz a ansiedade, reabilita a diástase, melhora o desempenho esportivo e até dá uma turbinada na sua função sexual, pois trabalha o assoalho pélvico. Tudo isso em cinco minutos!

No meu livro *Manual definitivo da Barriga Negativa*, eu explico todos os detalhes do método e ensino a iniciar essa prática da forma correta, mesmo que você esteja acima do peso. É importante começar gradativamente, passo a passo,

> **As coisas que geram resultado são as mais simples, mas elas precisam ser repetidas.**

até conseguir realizar todas as posturas do protocolo com facilidade. Lembra quando falei a respeito de adotar mini--hábitos? Esse é o segredo também para a prática do hipopressivo. Experimente despertar, levantar da cama, fazer xixi e tomar um copo d'água antes de fazer seu treino de cinco minutos. Essa rotina simples muda tudo. No capítulo 10, vou dar mais detalhes sobre como realizar a respiração correta e as posturas, para que você comece a pegar gosto!

Agora eu quero propor a você um desafio: experimente realizar o treinamento por um mês. Não precisa fazer aos fins de semana, se não quiser. Pratique cinco minutos de segunda a sexta-feira, com consciência. Basta lembrar de não ficar três dias consecutivos sem cumprir a atividade, para não criar um hábito negativo, conforme já vimos.

Para checar o seu progresso, faça fotos e tire a medida da cintura antes de começar, para ter como comparar os resultados depois de trinta, sessenta e noventa dias. Observe as mudanças no funcionamento do seu intestino, na sua postura, na sua vida sexual, nos escapes de urina. Ao seguir corretamente o protocolo, você perceberá mais disposição, musculatura firme e menos dores na lombar.

As coisas que geram resultado são as mais simples, mas elas precisam ser repetidas. De nada adianta você aprender as lições deste livro e não pôr em prática. A perseverança conduz ao sucesso. Isso vale para todas as áreas da nossa vida, não é? Lembre-se de que conhecimento não é só aquilo que você sabe, e sim o que você faz com o que aprende! Cabe a você mesma transformar as informações deste livro em conhecimento.

Eu estou aqui para ajudar você a chegar lá!

)9(

VOCÊ TEM DIÁSTASE? BEM-VINDA AO CLUBE!

A maioria das mulheres que passaram por uma gestação apresenta diástase. Esse problema acontece porque o útero, ao aumentar de tamanho para acomodar o bebê dentro da cavidade abdominal, faz com que os músculos da região sejam afastados de dentro para fora, em direção às laterais. Como essa distensão acontece por meio de uma ação mecânica, é impossível prevenir a ocorrência da diástase, especialmente nos últimos meses da gravidez. O que costuma variar é a medida de afastamento entre os músculos reto abdominais direito e esquerdo. Por essa razão, existem diferentes tipos de diástase:

Umbilical O espaço de afastamento é maior na região do umbigo. A barriga parece pontuda e de grávida.

Infra-abdominal O distanciamento aconteceu logo abaixo do umbigo até a linha do púbis. Nesse caso, a barriga apresenta o aspecto "pochete". Esse é o tipo de diástase mais comum, que afeta a maioria das mulheres.

Supraumbilical A abertura muscular ocorreu na região localizada acima do umbigo. Ela causa a impressão de "estômago alto".

Total Houve um afastamento muscular em toda a extensão do abdome. Nesse caso, a barriga fica com uma aparência globosa.

Mista Atinge duas regiões, como a infraumbilical e a umbilical ou a supraumbilical e a umbilical.

Um afastamento de até 2 centímetros entre os músculos é tido como normal. Acima dessa distância, a diástase é considerada "patológica" e deve ser reabilitada, a fim de evitar uma série de desconfortos de maior ou de menor grau, como dores nas costas, incontinência urinária, fraqueza abdominal e outros inconvenientes até mesmo na vida sexual.

Costumo esclarecer às minhas alunas que a formação da diástase não depende apenas da quantidade de gordura existente na região. Existem mulheres magras, com índice de gordura bastante baixo, que apresentam o abdome saliente mesmo depois de passarem por dietas rigorosas. A culpa é do afrouxamento e do distanciamento dos músculos reto abdominais. O mesmo problema pode ser observado em homens com uma grande circunferência abdominal e ainda em atletas que praticam atividades de alto impacto nessa região ou de muita força. Isso porque, se não houver um preparo gradual para o fortalecimento, os músculos se afastam e o desconforto chega. Em algumas pessoas, além do afastamento dos músculos, pode aparecer, no momento de um esforço abdominal, o surgimento de um cone, que é uma saliência bem no centro da barriga, no sentido longitudinal. Nesse caso, toda a musculatura profunda está enfraquecida e sem tônus.

Para ter certeza da existência e do grau de afastamento muscular, é aconselhável passar por um exame de ultrassom na parede abdominal com um médico especialista. Antes, em casa, você pode fazer um autoexame fácil e rápido. Faça assim: deite-se de costas, com os joelhos flexionados. Pressione dois dedos na região do umbigo e aperte em direção ao fundo. Agora, levante a cabeça do chão, como se fizesse um exercício abdominal. Se observar um distanciamento muscular ou a formação de um "cone" no local, a sua musculatura da parede abdominal está enfraquecida e não é capaz de sustentar a pressão intra-abdominal. Você vai notar que a região do umbigo parece saltar para fora.

Agora, levante também as pernas. Mesmo que o movimento anterior não tenha provocado nenhuma alteração no abdome, quando fazemos esse segundo movimento com as pernas, a pressão na barriga é ainda mais elevada e podemos observar melhor a formação da saliência cônica na região central. Esse tipo é comum, também, entre os homens com grande circunferência abdominal, aumentando cada vez mais as dores nas costas, principalmente na região lombar.

Aproveite para apalpar toda a extensão da sua linha alba (aquela que desce verticalmente da região inferior do peito até a linha do púbis), afundando a ponta dos dedos. Se observar um afastamento de até 2 centímetros de largura entre os músculos reto abdominais, não há diástase. Se essa distância for superior a 2 centímetros, a diástase é patológica e você precisa realizar um protocolo de reabilitação. Caso tenha dúvidas a respeito de como fazer o autoteste em casa, acesse o vídeo* disponibilizado no meu canal do YouTube (@Vevefit), pois nele eu faço uma demonstração prática bem simples.

Se você descobriu que está com diástase, não se desespere! A boa notícia é que 95% dos casos podem ser solucionados sem a necessidade de uma cirurgia plástica. No meu protocolo "Tchau, Diástase", por exemplo, faço uso de duas técnicas eficientes:

---

* Como saber se eu tenho DIÁSTASE? Aprenda a IDENTIFICAR – Verônica Motta – Veve Fit. Disponível em: https://youtu.be/sgQcAqF8w-I. [N.E.]

(1) **Hipopressivo** Método que trabalha respiração e posturas que reduzem a pressão dentro da cavidade abdominal, torácica e pélvica. O diafragma é um dos principais músculos nessa prática.

(2) **Respiração com Ativação Profunda (RAP)** Trabalha a musculatura profunda, constituída pelos músculos transverso abdominal, reto abdominal e assoalho pélvico. Com o RAP, você vai usar a respiração a seu favor, aprendendo a respirar direito em qualquer situação; seja ela de esforço físico ou de tosse e espirro.

Somente 5% das mulheres com diástase patológica não conseguem reverter o problema por meio de um protocolo de exercícios. A diástase excessiva pode ser corrigida por intermédio de uma cirurgia plástica denominada abdominoplastia. Esse procedimento, que deve ser realizado por cirurgiões que fazem parte da Sociedade Brasileira de Cirurgia Plástica, reposiciona e sutura os músculos envolvidos, recuperando a região. Durante essa cirurgia, o médico faz uma incisão transversal de uma ponta a outra da crista ilíaca (o osso da bacia). Depois de trazer os músculos oblíquos para a sua posição original e suturar os músculos reto abdominais, o umbigo é posicionado no lugar e o excesso de pele, removido. Vale ressaltar que, mesmo antes de uma cirurgia plástica, os médicos recomendam preparar a musculatura com exercícios prévios, para melhores resultados. É importante ressaltar que nenhum ato cirúrgico, creme corporal, gel redutor ou cinta vai devolver a função para os músculos, ou seja: os exercícios são insubstituíveis.

Dúvidas? Respostas aqui!

Agora que você já sabe como acontece a diástase e como reabilitar a sua musculatura, vale a pena conferir, também, as respostas às dúvidas mais comuns sobre o assunto.

O uso de cintas corrige a diástase?

De forma nenhuma. Pelo contrário, o uso de cintas e faixas enfraquece o seu cinturão natural, o transverso abdominal. Como as fibras musculares são transversais, a cinta pode rompê-las e ainda ajudar a espalhar líquido e gordura para outras áreas do corpo, como a linha das axilas e o monte de Vênus. Nunca faça uso desses acessórios.

Existe algum tipo de exercício proibido para quem tem diástase?

Não existe exercício proibido, e sim aquele que você não está preparada para realizar. Se você faz algum tipo de esforço e a sua barriga estufa, como se quisesse sair para fora, isso significa que a sua musculatura não está preparada e que é preciso, antes, fortalecê-la por meio das técnicas hipopressivas e RAP. De nada adianta investir em modalidades como crossfit, musculação, corrida e outras atividades de alto impacto se a musculatura não estiver preparada.

Qual técnica é a mais indicada no pós-parto?

Para quem acabou de ter bebê, é recomendado realizar somente as posturas do protocolo hipopressivo e exercícios de RAP (Respiração com Ativação Profunda), sempre depois da liberação médica. Em geral, esse período é de trinta dias após o parto normal e de 45 dias após a cesariana.

As técnicas de reabilitação da diástase funcionam mesmo depois de muito tempo do parto?

Não importa o tempo decorrido: os protocolos funcionam em 95% dos casos, sem a necessidade de cirurgia.

Quanto tempo dura o protocolo?

O protocolo dura somente três meses. Passa muito rápido. Depois de realizá-lo corretamente você vai se sentir mais preparada, confiante e segura para praticar qualquer exercício.

Quais são os efeitos colaterais da diástase?

A diástase pode provocar inúmeros inconvenientes, tais como incontinência urinária, dores nas costas, barriga globosa, incompetência abdominal, baixa autoestima e prejuízos à aparência corporal.

Como saber se tenho diástase?

O método mais eficiente é o exame de ultrassom da parede abdominal. A autoavaliação também pode ser útil, e você pode aprender a fazer o autoexame no meu canal do YouTube.

Quem está acima do peso também consegue obters resultados com o hipopressivo?

Sim. O método trabalha a musculatura profunda. A camada de gordura sob a pele e acima dos músculos não interfere nos resultados.

Posso fazer os exercícios mais de uma vez ao dia?

Não é a quantidade de exercício que faz a diferença, e sim a constância na execução do protocolo.

Existe chance de a diástase se resolver sozinha?

Menos de 40% das mulheres conseguem reverter a diástase espontaneamente no pós-parto.

É verdade que os exercícios de ioga não são recomendados para quem tem diástase?

Depende. Existem linhas dentro da ioga que ensinam a fazer respiração abdominal, e isso não é legal para quem busca reabilitar a diástase ou ter uma barriga esteticamente mais firme e menor. Principalmente a prática da Power Ioga não é recomendada para pessoas que perdem a ativação da musculatura abdominal, pois são exercícios de força e podem empurrar ainda mais a barriga para fora. Se você não tiver competência abdominal, poderá prejudicar ainda mais a musculatura dessa região.

Existe um tempo máximo para conseguir resultados?

Não. Você sempre conseguirá reabilitar a sua musculatura e alcançar resultados.

Quem passou por uma gravidez gemelar pode fazer o protocolo?

Não só pode como deve. Esse tipo de gestação necessita de reabilitação com exercícios específicos.

Exercícios físicos comuns tratam a diástase?

Não. Somente exercícios específicos para reabilitação da musculatura envolvida no problema.

Para que serve o músculo transverso?

Esse músculo sustenta a coluna e todas as vísceras do nosso corpo, sendo ainda fundamental para uma boa postura. Ele é nossa cinta natural.

O excesso de pele da barriga volta com a reabilitação?

Se a sua pele apresentar muitas estrias, esse resultado será limitado e a recomendação deve ser uma cirurgia plástica para remover o excesso de tecido, caso se sinta incomodada. Se não existir um volume grande de estrias, pode ser possível reverter o excesso naturalmente. Mas é preciso ter em mente que a pele tem um tempo de resposta diferente do músculo. A velocidade de recuperação da pele não é a mesma, mas vale saber que a flacidez é temporária. Além disso, você deve ingerir mais proteínas, fazer uso de colágeno e cuidar bem da alimentação, pois a pele necessita de bons nutrientes.

Depois de uma abdominoplastia, a diástase pode voltar?

Sim. Mesmo que o reto abdominal tenha sido suturado, o problema pode retornar por fraqueza e falta de tônus da musculatura ou até em razão de uma nova gravidez.

É possível prevenir ou amenizar a diástase durante a gestação?

Não. Esse é um processo fisiológico. Para o bebê crescer, é necessário que a musculatura se afaste para criar espaço dentro do abdome.

É normal sentir dor no peito durante os exercícios hipopressivos?

Essa sensação é mais relatada por pessoas que sofrem de problemas respiratórios, como asma ou baixa capacidade pulmonar. Após um período de adaptação, a musculatura começa a ficar fortalecida e as dores tendem a desaparecer. Antes de começar a praticar qualquer atividade física, é fundamental passar por uma avaliação médica.

Depois de quanto tempo de treinamento a diástase desaparece?

Em média, esse período é de três meses, justamente o tempo de duração dos protocolos "Barriga Negativa" e "Tchau, Diástase". Esse período funciona para 95% das pessoas. Mas, cada vez que você repetir o protocolo, perceberá melhoras significativas. Acredite!

)10(

EXERCÍCIOS PARA COMEÇAR

O método hipopressivo envolve exercícios posturais e respiratórios capazes de trabalhar e fortalecer a musculatura profunda da região do abdome, por isso é muito importante entender como funciona o diafragma. Esse músculo, responsável por separar a cavidade abdominal da cavidade torácica, fica localizado na parte interna das costelas e passa por toda a região que acompanha o arco costal. Quando inspiramos, ou seja, quando puxamos o ar para dentro dos nossos pulmões, o diafragma desce. Ao expirar, ou seja, quando soltamos o ar, o diafragma sobe. Só que há um detalhe indispensável: esse movimento de sobe e desce acontece apenas quando você respira corretamente, ou seja, quando traz o ar, predominantemente, para dentro da sua caixa torácica, sem movimentar de forma exagerada o seu abdome. Inspire agora mesmo pelo nariz. Percebeu o ar chegando até os seus pulmões?

Depois que você tiver assimilado como respirar de modo consciente, vamos aprender a realizar a apneia, ou seja, a ação de suspender a respiração por alguns poucos segundos. O termo "apneia" significa o ato de bloquear a entrada e a saída do ar de seus pulmões. Sempre que eu usar essa palavra, você deve soltar o ar (expirar) e bloquear de verdade a sua respiração, OK? A sequência correta, então, é esta: inspirar, expirar, bloquear (fazer a apneia).

É durante a apneia, quando o ar não entra nem sai dos seus pulmões, que você deve realizar o movimento de sucção, ou seja, imaginar o seu abdome entrar e subir, como se o seu estômago fosse encostar nas costas. Não se trata de contração! Você não deve espremer a barriga nem apertar de qualquer maneira, como se quisesse fechar o zíper de uma calça muito justa! Para fazer corretamente o movimento de vácuo, você deve inspirar, expirar e realizar a apneia, ou seja, bloquear a sua respiração. Nesse momento, faça a sucção. Então, quando perceber que chegou ao seu limite de bloqueio, você deve puxar lentamente o ar pelo nariz, ainda segurando o abdome, para depois expirar o ar, também devagar. Essa é uma técnica que deve ser realizada sem pressa. Faça tudo com calma, até aprender a dominar perfeitamente os movimentos.

Não comece a fazer as posturas enquanto não dominar a respiração e o movimento do vácuo corretamente. Eu sugiro que você acompanhe as minhas postagens nas redes sociais e as minhas aulas na plataforma para assistir aos vídeos e tirar todas as suas dúvidas, OK?

Dez dicas de ouro para iniciar seu treinamento

(1) Os quatro primeiros treinos têm duração de apenas cinco minutos e também funcionam como manutenção, pois você poderá repeti-los sempre que desejar. O quinto treino deve ser realizado preferencialmente às sextas-feiras, por ser um desafio de maior duração, com cerca de vinte minutos. Ele combina posturas das quatro primeiras aulas.

(2) Eu sugiro que você mantenha uma agenda de atividades ou uma planilha, a fim de verificar o seu foco e disciplina. Anote nela a sua altura, peso, medidas e, principalmente, a circunferência da cintura. Assim você poderá verificar o seu progresso ao final de cada mês!

(3) Siga corretamente a ordem dos treinamentos, cinco vezes por semana, sem pressa para evoluir. Vá aperfeiçoando os movimentos aos poucos, melhorando o vácuo e as posturas conforme avança no programa de exercícios.

(4) Não avance se ainda tiver dúvidas a respeito das etapas iniciais. Tenha paciência, recomece e respeite as suas próprias limitações. Você pode seguir as minhas redes sociais para obter dicas e se matricular na plataforma para acompanhar todos os vídeos. Com persistência e foco, eu tenho certeza: você vai chegar lá!

(5) Para que os exercícios funcionem como o esperado, o seu diafragma deve estar maleável e flexível, de modo que você consiga visualizar a movimentação da sua barriga entrar e subir. Um diafragma maleável é sinal de que esse músculo está funcional e colaborando positivamente em sua respiração.

(6) Para descobrir como está a condição atual do seu diafragma, deite-se no chão com as pernas levemente flexionadas. Deixe a barriga bem relaxada. Se você contrair o abdome, não vai conseguir realizar esse autoexame. Agora, passe os dedos por dentro e logo abaixo das suas costelas, de ambos os lados, e dê apertadinhas suaves.

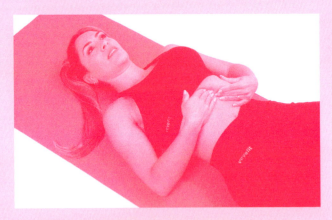

Você não deve sentir dor nem resistência ao fazer essa inspeção. Se você tocar a região e observar que o local está duro e resistente, ou caso sinta uma sensação de bolhas no local, a sua musculatura, provavelmente, está muito rígida. Você precisa, então, fazer uma liberação da fáscia do seu diafragma. A fáscia é o tecido de revestimento que envolve todos os músculos do nosso corpo, dando a eles sustentação e permitindo a sua movimentação.

(7) Para deixar o diafragma mais flexível e maleável, você pode fazer uma massagem superficial no sentido do arco formado pelas costelas. O recomendado é massagear usando apenas os dedos.

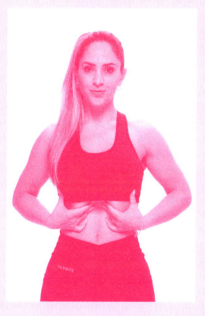

Não existe um protocolo ideal. O mais importante é realizar essa massagem diariamente, para deixar a região maleável. Você também pode usar o movimento de pressão. Aperte com a ponta dos dedos, segure e solte por cinco ou seis vezes.

(8) Para detectar se a sua respiração está correta ou se pode melhorar, você deve ficar na mesma posição deitada e com as pernas flexionadas e respirar naturalmente. Agora, puxe o ar pelo nariz e solte-o pela boca. Posicione uma das mãos na base do seu abdome e deixe a outra apoiada sobre a sua costela. Você deve observar qual das duas vai se movimentar mais ao inspirar.

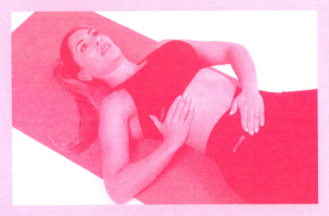

(9) Procure fazer duas vezes a sequência completa da respiração e vácuo, apenas para interiorizar a essência do movimento. Agora, vamos falar um pouco a respeito do tempo. Você vai inspirar o ar mais ou menos por dois segundos, depois, expirar (soltar o ar) por quatro segundos com a boca relaxada. Não libere o ar soprando ou fazendo biquinho com os lábios! Deixe-os relaxados, naturalmente. Caso você esteja com o nariz entupido, puxe e libere o ar pela boca mesmo, sem problemas. A duração da apneia, ou seja, o bloqueio da respiração, dependerá da sua resistência pessoal.

(10) Como ocorre com qualquer tipo de treinamento ou atividade física, quando você interrompe a rotina de exercícios, o seu corpo, inevitavelmente, perde os resultados. Sem trabalhar a musculatura e reposicionar os seus órgãos internos por meio do método Barriga Negativa, pouco a pouco o seu corpo voltará a sofrer com os problemas anteriores, como dores na coluna, abdome projetado, incontinência urinária e intestino preguiçoso. O sucesso prolongado depende, única e exclusivamente, da sua mudança de hábitos e de muita disciplina. Em pouco tempo, você sentirá um prazer enorme em cuidar de si mesma!

Treinamento para trinta dias

Vou deixar aqui para você as cinco aulas que fazem parte do primeiro mês de treinamento do Barriga Negativa. Você deve repetir os mesmos exercícios semanalmente. Conforme já explicado no capítulo 3 sobre mini-hábitos, crie uma rotina simples e diária: acorde, faça xixi, tome um copo d'água e realize as posturas indicadas antes de começar as demais tarefas do seu dia! Assim, você evita que outras atividades interfiram no seu protocolo e a levem a desistir.

Vamos lá?

Segunda-feira

De pé, mantenha os pés afastados a uma distância de mais ou menos um palmo. Assim, fica mais fácil manter os quadris encaixados. A cabeça deve permanecer reta. Imagine que o topo da sua cabeça está fixado na direção do teto. Olhos e queixo devem estar direcionados para a frente. Apenas os seus braços vão mudar de posição de acordo com o avanço dos exercícios.

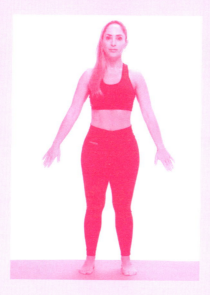

Para começar, realize um aquecimento respiratório, inspirando sempre pelo nariz e soltando suavemente pela boca.

Mantenha os joelhos desbloqueados. Desloque o peso sutilmente do calcanhar e o transfira para a ponta dos pés.

Coloque as mãos sobre as costelas, apalpando suavemente para sentir o movimento delas enquanto respira. Observe.

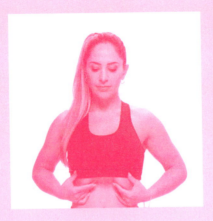

Sinta o ar preencher toda a sua caixa torácica. Repita esse exercício de respiração consciente três ou quatro vezes. Inspire em dois segundos, expire em quatro segundos, suavemente.

Agora, realize o primeiro vácuo. Mantenha as duas mãos sobre as costelas, de modo a massagear o seu diafragma, seguindo o arco formado pelas costelas. A direção é de dentro para fora. Repita esse movimento.

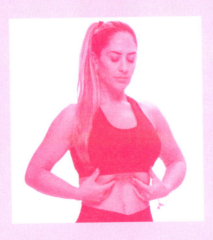

Que tal agora fazer todos os movimentos em sequência? Vamos lá! Inspire lentamente e solte o ar, liberando os braços e erguendo levemente a cabeça. Expire. Faça a apneia, mantendo os braços afastados ao longo do corpo e as mãos espalmadas e viradas para trás. No seu tempo, inspire devagar e solte o ar, saindo da sucção.

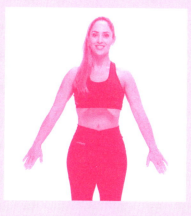

Agora, mude a posição dos braços. Dobre ligeiramente os cotovelos para elevá-los e posicione a palma das mãos para baixo.

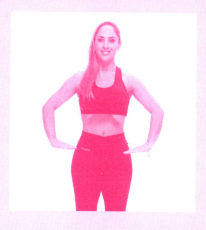

Faça a inspiração, a expiração, a apneia e libere a sucção do vácuo abdominal, conforme visto. Procure realizar três vezes essa sequência. Esse número de movimentos é excelente para iniciantes do método Barriga Negativa.

Mantenha a postura correta durante todo o treinamento, sem relaxar. Desse modo você estará treinando, também, a sua coluna!

Terça-feira

Na aula anterior, nós praticamos o vácuo abdominal de pé. Provavelmente você sentiu alguma dificuldade, o que é normal. Então, agora, vamos realizar os mesmos movimentos, mas na posição deitada! Assim, você vai descobrir quais são as posturas mais fáceis ou difíceis para você.

Deite-se com os braços estendidos e ligeiramente afastados do quadril. Afaste os pés a um palmo de distância, com os calcanhares apoiados no chão e a ponta dos pés para cima. Lembre-se, mais uma vez, de que deve haver um espaço entre a sua coluna e o chão, sem que fique achatada.

Comece respirando devagar. Inspire pelo nariz e solte pela boca. Vá treinando para trazer a respiração para a caixa torácica e não para o abdome. Repita de três a quatro vezes esse aquecimento respiratório. Na próxima, inclua a etapa da apneia e do vácuo abdominal.

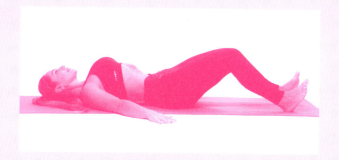

Observe as suas costelas se abrindo, mantendo a palma das mãos no chão.

Agora, mude a posição dos braços e das mãos, como fez na posição em pé. Os cotovelos levemente flexionados e suspensos, com a palma das mãos na direção dos pés. Repita uma sequência de três vácuos.

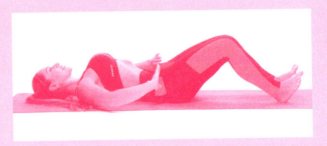

Finalmente, vamos trocar de novo a posição dos braços. Posicione-os para cima, como se estivesse segurando o teto, com os cotovelos ligeiramente flexionados. Realize a respiração corretamente, a apneia, a sucção e repita, sem se desconcentrar da posição de sua coluna e pernas. Você deve manter a postura durante todo o exercício.

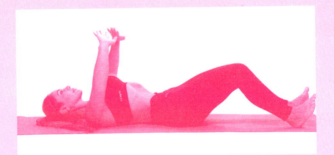

Você pode, agora, experimentar posicionar os braços totalmente para trás, mas sem descansá-los no chão. Contudo, nessa posição, tome cuidado para não criar um arco exagerado na sua coluna. Se isso acontecer, retorne os braços para a posição anterior, até se acostumar com essa postura.

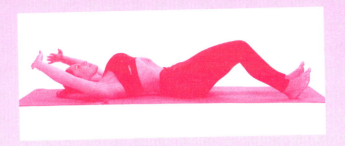

Depois dessa sessão, você vai se sentir bastante relaxada! Que delícia de sensação!

É comum sentir um leve desconforto na musculatura das costas em algumas posições dos braços, mas não desista! Evite aumentar o tempo de apneia se ainda estiver sentindo muito desconforto. Volte da apneia para a respiração tranquila no seu tempo, sem se preocupar.

Quarta-feira

Agora que chegamos à aula 3, você estará apta a realizar duas posturas. Vamos treinar o vácuo abdominal de pé e na posição inclinada.

A posição de pé, você já sabe, começa com os pés afastados a um palmo. Destrave os joelhos de forma suave, mantenha os cotovelos ligeiramente dobrados e a palma das mãos voltadas para baixo. Respire com calma.

Agora, faça o primeiro vácuo. Lembre-se, mais uma vez, de observar a sequência correta do exercício, que você já aprendeu. Você não deve fazer força com o abdome, pois o trabalho é do seu diafragma.

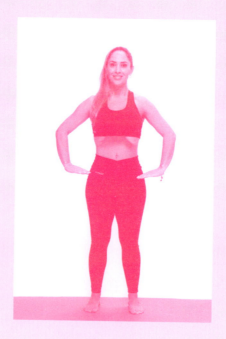

Altere a posição dos braços. Experimente mantê-los para cima, com os cotovelos ligeiramente flexionados e a palma das mãos igualmente voltada para o teto, como se estivesse tentando segurá-lo. Essa postura é a mesma da aula anterior.

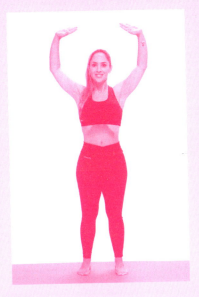

Caso não consiga, ainda, manter os braços elevados, não tem problema: retorne para a posição em que se sentir confortável.

Vamos iniciar então a postura inclinada. Lembre-se de que nela você precisa ter maior controle da respiração ao retornar do vácuo, para que o seu abdome não desça muito depressa. O segredo é se manter concentrada.

Faça assim: dobre ligeiramente os joelhos e incline a coluna para a frente, apoiando as mãos nas coxas, logo abaixo da virilha. Faça agora a inspiração, a expiração e a apneia, para realizar o vácuo abdominal. Retome a respiração, conforme já explicado, puxando e liberando o ar dos pulmões suavemente.

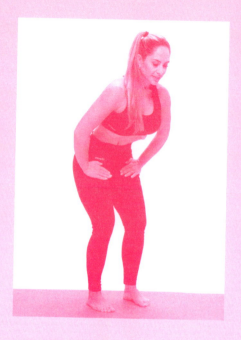

Pratique essas duas posições por apenas cinco minutos. Esse é o tempo necessário para ter uma postura melhor, o seu intestino funcionando sem preguiça e a sua musculatura ativada!

Quinta-feira

Para fazer as posições de hoje, você vai precisar de um livro grosso ou de um bloco de madeira. A espessura deve ser de mais ou menos 10 centímetros. Esse acessório vai ser útil porque vamos praticar a posição sentada e a deitada. Se a sua coluna, ao sentar, ficar curvada, como uma letra "C", o uso do bloco vai ajudar a alinhá-la da maneira correta.

Sente-se sobre o bloco (ou o livro), cruze as pernas e posicione as mãos sobre as coxas, com os dedos voltados para dentro e os cotovelos para fora.

Na hora de fazer o vácuo abdominal, aperte as mãos contra as pernas enquanto os joelhos resistem, criando uma pressão contrária.

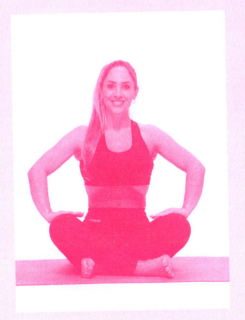

Faça a respiração de aquecimento por duas vezes. Na terceira, prossiga para a apneia e o vácuo. Preste atenção para não suspender os ombros em direção às orelhas enquanto inspira o ar. Respeite a coluna ereta, com o bumbum firme no lugar. Não exagere no tempo de apneia. Mantenha o seu próprio limite. Repita somente três vezes, pois é o suficiente.

Agora, mude para a postura deitada. Você já conhece esse exercício. Cuidado com a curva da lombar em relação ao chão. Puxe o ar pelo nariz e solte pela boca, naturalmente. Faça uma série de três vácuos e relaxe.

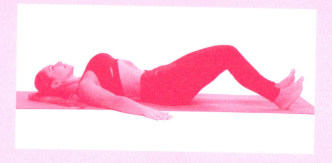

A postura deitada é mais fácil do que a sentada, mas a sua meta deve ser melhorar também esta última, sem pressa, e sem perder o foco e a determinação. Combinado?

Sexta-feira

Parabéns, você chegou à aula 5! Hoje é dia de fazer um treinamento básico, de recapitulação, pois você precisa realmente dominar as principais posturas antes de avançar.

Vamos recapitular a posição inicial, de pé!

Mantenha os pés ligeiramente afastados (cerca de um palmo), joelhos desbloqueados, coluna ereta e o peso do corpo suavemente apoiado na ponta dos pés e não nos seus calcanhares. Seu queixo e seus olhos devem ficar direcionados para a frente. Cuidado para não subir ou descer o queixo na hora de realizar os movimentos, evitando assim alterar a posição da sua coluna.

Os braços devem ficar levemente afastados do corpo, com a palma das mãos viradas para trás.

Inicie a respiração. Pense que está levando o ar para o topo da sua cabeça. Mantenha os ombros parados, sem elevá-los em direção às orelhas. Depois desse aquecimento, você já pode dar início à série de três vácuos abdominais, usando a técnica da apneia. Atenção para não fazer uma falsa inspiração, ou seja, não deixe o ar passar pelo diafragma antes do vácuo.

Agora é a vez de posicionar os braços em um nível de altura médio. Dobre os cotovelos a fim de manter as mãos na altura dos seios. Faça duas repetições e descanse, preservando a postura da coluna.

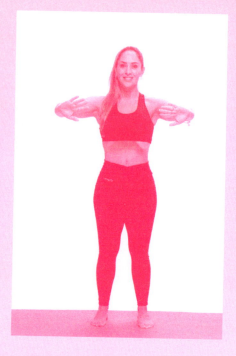

Na sequência, faça a sua série de apneia com os braços acima dos ombros e a palma das mãos voltadas para o teto, como se quisesse suspendê-lo. Essa postura você já aprendeu, mas ainda pode ser difícil de manter. Se ainda não se sentir confortável, retorne os braços para a altura média.

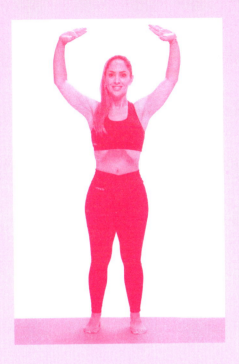

Lembre-se de que você está fazendo um trabalho hipopressivo, ou seja, você não deve soltar o ar rapidamente e jogar a barriga para a frente. Deixe o seu diafragma retornar devagar à posição original.

Este treinamento inclui também as posturas sentada e deitada. Apenas não exagere no número de vácuos, pois o mais importante, aqui, é conseguir realizar todas as posições.

Preste bastante atenção aos detalhes, especialmente em relação à posição de seus pés, braços, cabeça, queixo e coluna, pois faz toda a diferença!

)11(

HAJA O QUE HOUVER, CONTINUE!

Ao dividir minha história, minha experiência e meu conhecimento técnico neste livro, eu espero que você encontre a motivação de que precisa para melhorar não somente a sua barriga, mas principalmente a sua qualidade de vida!

Eu sei bem como o abdome interfere na saúde e na autoestima de uma mulher, assim como é igualmente difícil encontrar tempo, disposição e otimismo para ir atrás de uma transformação verdadeira e duradoura. No entanto, se você leu com atenção cada um dos capítulos, agora sabe que as mudanças são possíveis e que elas dependem única e exclusivamente de sua decisão, iniciativa e força de vontade.

No primeiro capítulo, você descobriu a importância de se libertar das crenças limitantes, aquelas que atrapalham o seu desenvolvimento, reduzem a sua confiança e a fazem duvidar da sua capacidade para fazer o que deseja.

Em seguida, nós conversamos a respeito da importância de investir no foco e viver o momento presente, sem se perder em devaneios a respeito do que já passou nem ficar ansiosa pelo que ainda está por vir. Você também entendeu que a concentração é uma ferramenta essencial para as mulheres que cumprem muitos papéis, pois ela nos permite avançar com consciência e determinação, devagar e sempre.

No terceiro capítulo, fiz questão de falar sobre como a inclusão de hábitos pequenos no dia a dia é capaz de promover grandes resultados. É incrível como conseguimos ir mais longe quando deixamos de ser radicais e nos propomos a fazer algo novo, mas apenas um pouco de cada vez. A cada dia ficamos 1% melhor, e a soma desses dias consegue nos levar longe. Talvez esse seja um dos principais segredos das mulheres que alcançam níveis extraordinários sem muito esforço. Elas não se preocupam em mudar num passe de mágica, e sim em manter um ritmo lento, porém sólido e constante. Eu espero que você experimente essa receita!

No passo seguinte da nossa jornada, tratamos do gerenciamento de tempo. Quantas vezes ouvi das minhas alunas que elas não tinham agenda para incluir exercícios na sua vida! Espero que você use todas as dicas para eliminar as pequenas e grandes interferências que fazem o seu dia render menos do que poderia, pois com disciplina e estratégia é possível realizar mais do que imaginávamos em apenas 24 horas.

O exercício da gratidão, tema do capítulo 5, é uma das lições mais valiosas que deixo a você neste livro. Agradecer por cada passo que damos para a frente acrescenta mais sentido à nossa existência. Conquistamos a consciência de como somos privilegiadas por exercer o livre-arbítrio, ter disposição e energia para ir atrás do que desejamos e possuir a dádiva de um corpo que nos permite experimentar sensações especiais em todas as áreas da vida. Eu me sinto particularmente grata, por exemplo, por você estar lendo estas linhas, pois, ao dividir conhecimento, a minha missão como educadora da área da saúde se torna ainda mais concreta. Nunca duvide de que você tem muito pelo que agradecer. Caso fraqueje em algum momento, retorne sempre ao capítulo 5!

Eu também espero ter desconstruído o mito de que você deve ser uma mulher multitarefa, conforme esclarecemos no capítulo 6. Somos boas em fazer muitas coisas, é verdade, mas isso não significa que temos a obrigação de dar conta de todas elas ao mesmo tempo. Isso é impossível e fantasioso. Quando derrubamos a imagem da super-heroína que alguns tentam impor a nós, eliminamos a ansiedade e o estresse da nossa vida e podemos ser felizes, sem culpa.

No capítulo 7, avançamos ainda mais ao falar sobre o prazer de aceitar quem somos e de buscar a nossa melhor versão, sempre levando em conta que cada pessoa tem o seu próprio biótipo. Eu espero que nunca mais você se torture por não parecer outra pessoa ou se maltrate por não corresponder aos padrões impostos pela mídia, pelas redes sociais ou por quem quer que seja. Falamos, também, sobre diversas maneiras de estimular e turbinar a autoestima, valorizar os pontos fortes, reconhecer e fortalecer as próprias qualidades e evitar o excesso de autocrítica e autossabotagem.

Entender que cinco minutos diários podem ser suficientes para realizar mudanças incríveis foi o tema do capítulo 8. Nele, você descobriu ser possível iniciar uma virada no seu estilo de vida nesse pequeno período de tempo. Se você ainda é sedentária, cinco minutos podem ser o trampolim para sair da inércia de uma vez por todas.

Mais adiante, no capítulo 9, fiz questão de detalhar para você do que se trata a diástase e responder às dúvidas mais frequentes sobre o tema, a fim de evitar desinformação e equívocos comuns. Tenho certeza de que, ao tomar conhecimento de que não é a única mulher da face da Terra a sofrer com o problema, você vai se sentir mais disposta a agir em busca de uma solução efetiva.

No capítulo 10, apresentei a você uma seleção de posturas para iniciantes do protocolo hipopressivo. É muito importante que você siga corretamente as recomendações e as dicas para atingir os resultados que tanto deseja por meio desse método. Mais do que isso, espero que esse capítulo funcione como um estímulo para você persistir e buscar o protocolo completo, de noventa dias. Reafirmo: em apenas três meses você pode mudar a sua barriga!

Finalmente, o meu pedido: faça sempre o seu melhor, independentemente das circunstâncias em que se encontrar.

Continue trabalhando, não desista jamais! Plante, pois a colheita virá. O lugar em que você se encontra, os caminhos que tem percorrido, os ciclos que já encerrou, as vitórias, os fracassos, os desafios, absolutamente tudo que acontece na sua vida deve ser motivo de agradecimento. O que não é bênção certamente é lição!

Muito obrigada por me acompanhar até aqui e me permitir fazer parte da sua vida!

Com amor,
Veve